BEI GRIN MACHT SICH IHR WISSEN BEZAHLT

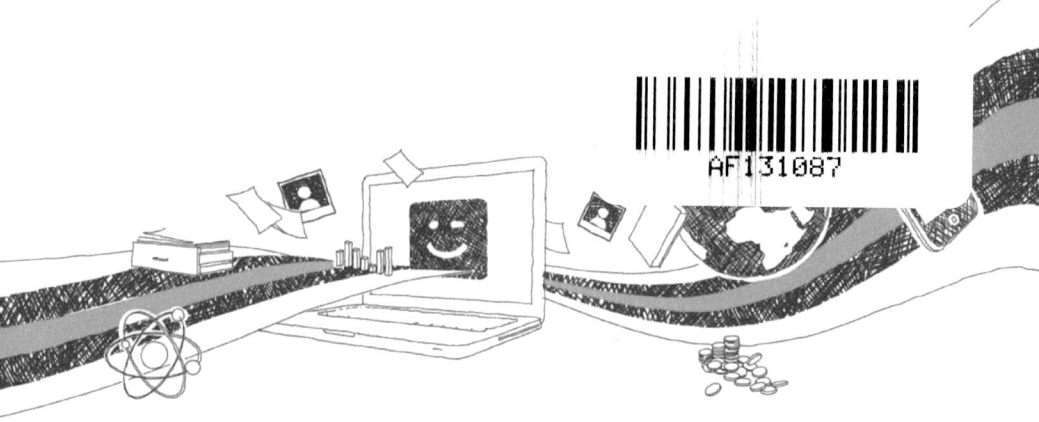

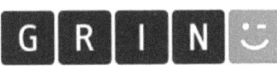

Bibliografische Information der Deutschen Nationalbibliothek:

Die Deutsche Bibliothek verzeichnet diese Publikation in der Deutschen National-bibliografie; detaillierte bibliografische Daten sind im Internet über http://dnb.d-nb.de/ abrufbar.

Impressum:

Copyright © 2016 GRIN Verlag, Open Publishing GmbH
Druck und Bindung: Books on Demand GmbH, Norderstedt Germany
ISBN: 9783668384316

Dieses Buch bei GRIN:

http://www.grin.com/de/e-book/351592/tipps-tricks-und-rezepte-zu-gesundheit-und-ernaehrung-teil-iii

Katrin Schoefer

Tipps, Tricks und Rezepte zu Gesundheit und Ernährung. Teil III

GRIN Verlag

Tipps, Tricks und Rezepte zu Gesundheit und Ernährung

Mein Blog-Tagebuch

- Teil 3 –

01. Juli bis 31. Dezember 2016

Inhalt

1 Einleitung 3

2 Meine Publikationen 4

3 Soja – Die ganze Wahrheit 6

4 Kurkuma - Königin der Gewürze - Zusammenfassung 8

5 Detox – Mein Selbstversuch - Meine eigene Meinung zum Thema "Detox" 17

6 Achtung! Industriezucker macht süchtig und krank 22

7 Natürlicher Zuckerersatz – Alternativen zum Industriezucker 24

8 Gesunde Lebensmittel - Teil 1 27

9 Gesunde Lebensmittel - Teil 2 40

10 Meine leichte Sommerküche Teil 1 53

11 Meine leichte Sommerküche Teil 2 58

12 Die Kartoffel und ihre nicht unspektakuläre Wandlungsfähigkeit 62

13 Der Reis - Gesund, Lecker und Vielfältig 66

14 Die Nudel - Für jeden Geschmack ist etwas dabei! 69

15 Pizza - Immer wieder anders - Immer wieder lecker 74

16 Superfood - Pulver – Mischung 77

17 Rezepte mit Chiasamen & Co. 80

18 Chiasamen mit Milch-Alternativen sowie andere tolle Rezepte 83

19 Süsskartoffeln - so lecker und so gesund! 87

20 Balsam für Körper, Geist und Seele. Ein altes Hausmittel wiederentdeckt. Die gute Knochenbrühe! 90

21 Knochenbrühe und seine vielfältige Verwendung 95

22 Gefriergetrocknete Früchte gehören zu den gesündesten Lebensmitteln der Welt .. 98

23 Fertigmüslis vs. Müsli aus der eigenen Herstellung 99

24 Warme Müsli für die kalte Jahreszeit 103

25 Vitamin D - Vitamin B12 - Cortisol - Serotonin - Testosteron - Testen mit ceracreen 105

26 Gesund und schlank mit einer Saftkur 107

27 Tipps und Tricks für Gemüsesäfte und Obstsäfte 121

28 Es weihnachtet sehr! 125

29 Lecker und Gesund genießen am Heiligen Abend 129

30 Eisrezepte zu Weihnachten 132

31 Lecker und Gesund an den Weihnachtsfeiertagen 136

32 Einen gesunden Rutsch ins Jahr 2017! 138

1 Einleitung

Hallo, meine lieben Leser meines Blogs. Schon wieder ist ein Jahr vorbei. Wie schnell doch die Zeit vergeht. Mein Blog ist gewachsen und die Zugriffe auf meinen Blog nehmen mit jedem Tag zu.

Es war für mich wieder mal ein spannendes 2. Halbjahr 2016. Mein Blog erfreut sich einer immer größer werdenden Beliebtheit. Mit diesem Erfolg habe ich nicht gerechnet. Vielen Dank dafür!

Der 3. Teil meines Blog-Tagebuches beginnt im Juli 2016 und endet im Dezember 2016.

Viele spannende Themen habe ich veröffentlicht. Die Anzahl der Besucher meiner Homepage und meines Blogs geben mir recht, dass ich mit meinen Themen immer am Puls der Zeit bin.

Meine Besucherzahl:
431.714 Zugriffe habe ich bis zum 31.Dezember 2016 gezählt. Die Zugriffe auf meinem Blog haben sich seit Juni 2016 mehr als verdoppelt.

Der dritte Teil meines Blogtagebuches, informiert Euch über Themen rund um die Gesundheit und Ernährung. Dabei geht es in alle Richtungen, die Ihr Euch zu diesem Themenbereich vorstellen könnt.
Tipps, Tricks, Rezepte und viele weitere Hinweise werde ich Euch mitteilen.

Über Feedbacks würde ich mich riesig freuen und konstruktive Kritik wird immer wieder gerne genommen.

www.gesundheits-und-ernaehrungs-trainer.de

www.katrins-gesundheits-und-ernährungsblog.de

Viel Spaß beim Lesen und ganz liebe Grüße sendet Euch Eure Katrin

2 Meine Publikationen

18.08.2016
Aus meinem 3. E-Book wurde heute ein Buch!
ISBN: 978-3-6682-63420
Tipps, Tricks und Rezepte zu Gesundheit und Ernährung. Teil II
Ein Blog-Tagebuch
http://www.grin.com/de/e-book/335877/tipps-tricks-und-rezepte-zu-ge-sundheit-und-ernaehrung-teil-ii

20.07.2016
Mein 3. E-Book ist heute erschienen!
ISBN: 978-3-3668-26341-3
Tipps, Tricks und Rezepte zu Gesundheit und Ernährung. Teil II Ein Blog-Tagebuch
http://www.grin.com/de/e-book/335877/tipps-tricks-und-rezepte-zu-ge-sundheit-und-ernaehrung-teil-ii

18.03.2016
Aus meinem 2. E-Book wurde heute ein Buch!
ISBN: 978-3-668-16742-1
Tipps, Tricks und Rezepte zu Gesundheit und Ernährung Ein Blog-Tagebuch
http://www.grin.com/de/e-book/317499/tipps-tricks-und-rezepte-zu-ge-sundheit-und-ernaehrung

08.03.2016
Mein 2. E-Book ist heute erschienen!
ISBN: 978-3-668-16741-4
Tipps, Tricks und Rezepte zu Gesundheit und Ernährung Ein Blog-Tagebuch
http://www.grin.com/de/e-book/317499/tipps-tricks-und-rezepte-zu-ge-sundheit-und-ernaehrung

04.12.2015
Aus meinem 1. E-Book wurde heute ein Buch, das erste Exemplar habe ich heute Morgen in meinen Händen gehalten!
ISBN: 978-3-668-08752-1
Salutogenese in der Gesundheitsberatung. Theorie und praktische Umsetzung
http://www.grin.com/de/e-book/309878/salutogenese-in-der-gesund-heitsberatung-theorie-und-praktische-umsetzung

16.11.2015
Meine Abschlussarbeit ist beim GRIN-Verlag veröffentlicht worden
ISBN: 978-3-668-08751-4
Salutogenese in der Gesundheitsberatung. Theorie und praktische Umsetzung

3 Soja – Die ganze Wahrheit
Mir ist vor zwei Wochen in Buch in die Hände gefallen, indem sich alles um die Sojabohne dreht.
Das Buch heißt: Soja - Die ganze Wahrheit!

Über die Schattenseiten der "gesunden" Ernährung wird in diesem Buch von Kaayla T. Daniel aufgeklärt.

In diesem Buch lässt Dr. Kaayla T. Daniel alle Sojavorteile zerplatzen. Sie beweist in diesem Buch:

- **Das Soja KEIN gesundes Nahrungsmittel ist!**
- **Das Soja NICHT die Welthungerprobleme lösen wird!**
- **Das Soja KEIN Allheilmittel ist!**
- **Das Soja KEIN geprüftes und sicheres Nahrungsmittel ist!**

In diesem Buch entdeckt Ihr die dunklen Seiten der Sojabohne. Ich selbst war bei dem Lesen dieses Buches immer wieder erstaunt und erschrocken. Viele Hinweise fügten sich für mich zu einem Logischen Ganzen zusammen.

Immer wieder habe ich mich gefragt, bevor ich das Buch gelesen habe, wie die Industrie es anstellt, dass der Tofu, Sojasoße und Miso Nachschub bei der steigenden Nachfrage funktioniert. Dieses Buch löste für mich dieses Rätsel auf.

Es gibt im Schwarzwald ein Familienunternehmen
Dieses Unternehmen verarbeitet Sojabohnen auf traditionelle Art und Weise. Ich kaufe dort gerne und mit gutem Gewissen ein. Der Geschmack dieser Produkte wird Euch überzeugen.

Unsere Werte:
Qualität ist nicht verhandelbar. Dies gilt für den Rohstoffeinkauf sowie für die Weiterverarbeitung.
Nur beste biologisch zertifizierte Rohstoffe von ausgesuchten Landwirten werden schonend langsam verarbeitet und 12 bis 24 Monate in unserem Lager für Sie fermentiert. Nur aus besten Zutaten und traditioneller Handarbeit, entstehen Lebensmittel mit echtem Mehrwert.

Wer wir sind:
Gelernt habe ich die MISO Herstellung von meiner Mutter, die 2006 im Schwarzwald mit der MISO Herstellung anfing. Sie lernte von einem japanischen Zen Meister der ihr die Jahrtausende alte japanische Kunst der traditionellen MISO Herstellung zelebrierte. Ihr verdanke ich mein Wissen – Danke Mama! Daneben reiste ich nach Japan um dort von wichtigen Meistern meine Kunst der MISO Herstellung zu verfeinern.

Das Ergebnis liegt vor IHNEN:
Schwarzwald-MISO
Quelle: http://www.schwarzwald-miso.de/ueber-uns/

Die Fermentierung von Soja dauert bis zu 24 Monaten. Soviel Zeit hat die Industrie nicht! Dort wird mit Chemikalien, Hitze und Druck gearbeitet um die Sojabohne zu verarbeiten und uns dann dieses denaturierte „Lebensmittel" als gesundes Lebensmittel anzupreisen. Dank der hohen Nachfrage nach dem „gesunden" Lebensmittel Sojabohne, wird demnächst auch unser Markt mit genmanipulierten Soja überschwemmt.

Wusstet Ihr, dass aus der Sojabohne Kunststoff hergestellt werden kann? Der amerikanische Industrielle Kellogs hat aus der Sojabohne ein Auto hergestellt. Es fuhr zwar nie, aber es zeigt doch auf, wozu die Chemieindustrie im Stande ist.

Soja verbirgt sich mittlerweile in vielen denaturierten Lebensmitteln. Soja hat viele Namen. Soja kann auch in Verpackungen stecken. Soja kann man auch einatmen. Eure Tabletten können Soja enthalten. Soja ist heutzutage überall drin, was denaturierte worden ist.

Soja ist nur gesund, wenn die Sojabohne einen Fermentierungsprozess durchlaufen hat, viele Stunden gekocht wird oder ohne Chemie zu Sojamilch verarbeitet wird. Aus dieser Sojamilch wiederum könnt Ihr dann unter Zusatz von Nigari (ist ein traditionell aus dem Meerwasser gewonnenes Gerinnungsmittel) herstellen. Der Geschmack des so hergestellten Tofus ist ein anderer als die industriell hergestellte Tofu.
Wollt Ihr Tofu nicht selbst herstellen, dann kann ich Euch den folgenden Link empfehlen:
http://www.soja-farm.de/index.php/tofuherstellung.html

Zusammenfassend kann ich sagen, dass mir das Buch "Soja – Die ganze Wahrheit", die Augen geöffnet hat. Bei Interesse empfehle ich Euch dieses Buch zu Lesen. Euch werden die Augen übergehen, wenn Ihr lest, wie die Industrie mit unserer Gesundheit umgeht!

Die Chemische Industrie macht uns krank durch Ihre denaturierten "Lebensmittel", dann gehen wir zum Arzt und bekommen chemische Keulen um wieder gesund zu werden. Die Chemische Industrie verdient also doppelt an unserer Unwissenheit!

Das darf nicht sein! Das kann nicht sein! Wir fühlen uns schlecht und die Chemische Industrie verdient sich eine "Goldene Nase".

Lasst Euch das nicht gefallen, wir sind nicht dumm und sollten uns nicht für DUMM verkaufen lassen. Wenn Ihr mir jetzt noch nicht glaubt, dann lest bitte das Buch.

Wissen ist Macht, nur so können wir uns wehren gegen die Machenschaften der Chemischen Industrie!

Achtet beim Einkauf auf die Art und Weise, wie Eure Lebensmittel hergestellt worden sind. Es wird Euer Schaden nicht sein.

Schaut mal auf meiner Homepage unter Interessante-Links nach, dort gibt es weitere tolle Infos!

Wollt Ihr mehr wissen? Dann setzt Euch mit mir in Verbindung und wir vereinbaren einen Termin.
Bei der Umsetzung Eurer Ernährungsumstellung unterstütze ich Euch gerne mit Rat und Tat.
Dazu ist es nicht unbedingt notwendig, dass Ihr zu mir in die Praxis nach Bockhorn kommt. Möglich ist eine Unterstützung auch per Mail, am Telefon, am Handy oder über Skype.
Wenn Ihr Fragen habt, dann könnt Ihr Euch gerne mit mir per E-Mail in Verbindung setzen.
gesundheits_und_ernaehrungs_trainer@arcor.de
oder weitere Informationen über meine Homepage erfahren.

Ein schönes Wochenende und viele liebe Grüße sendet Euch Katrin

4 Kurkuma - Königin der Gewürze - Zusammenfassung
Kurkuma gehört zu den Kräutern und gilt als die Königin der Gewürze. Sie ist eine der bekanntesten Zutat von Curry und verleiht dem Curry seine typisch gelbe Farbe. Kurkuma enthält wertvolle Nährstoffe und ist reich an antiviralen, antibakteriellen, Pilz bekämpfenden und entzündungshemmenden Eigenschaften. Sie enthält auch das hoch antioxidative Curcumin, welches eine ähnliche schmerzlindernde Wirkung wie verschiedene Medikamente hat.

Was ist Kurkuma?
Die Kurkuma ist der unterirdische Wurzelstock (oder auch Rhizom genannt) einer mehrjährigen Pflanze. Sie gehört zur Ingwer-Familie und wird im tropischen Asien, Indien und China angebaut und erreicht eine Höhe von 0,9 bis 1,5 m. Die Kurkumapflanze trägt große, längliche Blätter und eine gelbe trichterförmige Blüte.

Das Rhizom (Mineralstoffe) wird von einer rauen, Haut ummantelt ähnlich wie die Ingwerwurzel. Das Innere leuchtet in einer tief orangefarbenen oder rötlich braunen Farbe. Das Rhizom erreicht eine Größe von etwa 2,5 bis 7 cm und einen Durchmesser von 2,5 cm. Kleinere Knollen zweigen von dem Rhizom ab, sodass sich ein gesamter Wurzelstock bildet. Beim Gebrauch in der Küche ist es daher empfehlenswert, zum Schälen der Wurzel Gummihandschuhe zu tragen, da die Wurzeln stak färben.

Die Kurkuma Wurzel hat einen pfeffrig, warm bitteren Geschmack und einen milden Duft, welcher an Ingwer erinnert. Sie ist als Nahrungsmittel sehr beliebt und gesund. Die Textilindustrie nutzt die Kurkumawurzel auch als Färbemittel.

Ist Kurkuma gesund?

Seit der Antike wird die Kurkumawurzel wegen ihrer entzündungshemmenden, schmerzlindernden und antimikrobiellen Wirkung geschätzt. Sie wird auch in der Behandlung von Blähungen und Leberproblemen, wie Gelbsucht und Hepatitis eingesetzt.

Der Hauptwirkstoff in Kurkuma ist das antioxidative Curcumin. Es wirkt entzündungshemmend und schmerzlindernd. Curcumin soll genauso wirksam sein wie Schmerzmittel. Allerdings wirkt Kurkuma ohne die Nebenwirkungen von Schmerzmitteln.

Ausserdem wirkt Kurkuma auch gegen Alzheimer, Arthritis, Appetitlosigkeit, Behandlung von Lungenentzündungen, Blähungen, Bronchitis, Durchfall, Depressionen, Erkältungen, Fieber, Fibromyalgie, Erkrankungen der Gallenblase, Kopfschmerzen, Magenschmerzen, Menstruationsbeschwerden, Nierenbeschwerden, Sodbrennen, Wassereinlagerungen und Würmer.

Kurkuma direkt auf die Haut aufgetragen, unterstützt den Heilungsprozess entzündlicher Hautprobleme, Schuppenflechte und Blutergüsse. Sie lindert Schmerzen im Inneren des Mundes und infizierte Wunden.

Kurkuma Inhaltsstoffe

Kurkuma beinhaltet eine komplexe Nährstoffdichte liefert:
wichtige Proteine
verdauungsfördernde Ballaststoffe

Vitamin wie:
Cholin
Niacin
Riboflavin
Vitamin B6
Vitamin C
Vitamin E
Vitamin K

Mineralstoffe wie:
Calcium
Eisen
Kalium
Kupfer
Magnesium
Mangan
Natrium
Zink

Ätherische Öle wie:
Curlone
Curumene
Cineol
p-Cymol

Curcumin, ist eines der stärksten Oxidantien. Das Curcumin neutralisiert mit seiner chemischen Struktur die freien Radikale und steigert gleichzeitig die antioxidative Aktivität der körpereigenen Enzyme. Das Curcumin wirkt somit in zweifacher Weise und bekommt zusätzlich Unterstützung von den antioxidativ wirkenden Vitaminen C und E.

Diese antioxidative Kombination benötigt der menschliche Körper für eine optimale Gesundheit und ein aktives Immunsystem. Antioxidantien sind sehr wichtig, um schädliche freie Radikale zu neutralisieren und die Zeichen des Alterungsprozesses zu verlangsamen. Freie Radikale reagieren mit wichtigen organischen Substanzen, wie Fettsäuren, Proteine und der DNA. Sie schädigen diese, verursachen Krankheiten und beschleunigen den Alterungsprozess.

Kurkuma Wirkung
Kurkuma schützt vor Alzheimer
Kurkuma gegen Arthritis
Kurkuma gegen Colitis Ulcerosa und Morbus Chron
Kurkuma gegen Entzündungen
Kurkuma hilft bei Depressionen
Kurkuma unterstützt die Verstoffwechselung von Fett in der Galle
Kurkuma gegen Herz-Kreislauf-Erkrankungen
Kurkuma unterstützt den Heilungsprozess von Wunden
Kurkuma für ein ideales Körpergewicht
Kurkuma unterstützt die Entgiftung der Leber
Kurkuma wirkt unterstützend bei Mukoviszidose

Kurkuma Nebenwirkungen
Wenn die täglich empfohlene Dosierung beachtet wird, gilt der Verzehr von Kurkuma und Curcumin als sicher. Wird Kurkuma über eine längere Zeit in großen Dosen konsumiert, können als Folge Magenverstimmungen entstehen.

Vorsichtsmaßnahmen
Bei Schwangerschaft, Magenproblemen, Gallensteinen, Diabetes und der Einnahme von Medikamenten, die die Blutgerinnung verlangsamen, sollte vor dem Kurkumaverzehr Rücksprache mit einem erfahrenen Arzt gehalten werden.

Kurkuma Dosierung
Mit 1 Teelöffel Kurkuma Pulver pro Tag könnt Ihr startet und bei Bedarf

könnt Ihr die Dosierung langsam steigern. Wenn Ihr aber die Kurkumage-würzmischung (siehe unten) verwendet, dann kommt Ihr selten über eine Menge von 1 Teelöffel. Damit könnt Ihr nichts verkehrt machen und tut Eurer Gesundheit etwas sehr gutes!

Hinweis: Für eine individuelle Dosierung sollte ein Arzt zurate gezogen werden. Eine Überdosierung kann zu unangenehmen Nebenwirkungen und Magenverstimmungen führen.

Kurkuma Produkte
Kurkumawurzel gibt es frisch und getrocknet. Als Pulver und in Tabletten-form. Vorzugsweise sollten Ihr aber die frischen oder die getrockneten ganzen Wurzeln verwenden. Achtet bitte auf bio-zertifizierte Ware.

Kurkuma Lagerung
Kurkuma Produkte sollten in einem dicht verschlossenen Behälter an ei-nem kühlen, dunklen und trockenen Ort aufbewahrt werden. Die frische Kurkumawurzel sollte im Kühlschrank kühl gelagert werden.

Kurkuma Anwendung
Die Kurkuma ist Bestandteil verschiedener Curry Gewürzmischungen und Senf. Sie ist vor allem in der indischen und indonesischen Küche sehr beliebt.

Kurkuma verbessert den Geschmack vieler Lebensmittel, wozu Kartoffeln, Reis, Linsen und Gemüse gehören. Kurkuma verleiht den Gerichten eine tief gelborangefarbene Farbe und besitzt einen pfeffrig, warmen, bitteren Geschmack.

Tipps für die Kurkuma Anwendung:
Kurkumawurzel über Nacht in warmem Wasser einweichen, dann werden sie schön weich und man kann sie auf der Küchenreibe sehr gut zerklei-nern.

Super leckere und super gesunde Gewürzmischung:
50gr. Kurkumawurzel, 50gr. Ingwerwurzel, 50gr. Chilischoten,
50gr. Pfeffer und 50gr. Knoblauch: Alles zusammen zerkleinern
und mit Sojasoße und meinem Ghee-Kokos-Rote Palmölmischung
mischen und Euren Gerichten, wo immer es passt, nach Ge-
schmack und am Ende des Kochvorganges, hinzugeben! Die hier

angegebenen 50gr. Mengen habe ich komplett zerkleinert und gemischt mit Sojasoße und meiner Ghee-Kokos-Rotes Palmölmischung. Dann habe ich alles zusammen in ein Schraubglas abgefüllt und in den Kühlschank gestellt. Dort hält es sich einige Tage.

Rezeptideen

1kg Rindermett in einem Esslöffel Ghee-Kokos-Rotes Palmölmischung anbraten. Tomatenmark und 500gr. frische Tomaten dazugeben und alles zusammen 15 Min. köcheln lassen. Zum Schluss des Kochvorganges 1Eßl. meiner gesunden Gewürzmischung dazugeben und 5 Min. ziehen lassen. Fertig ist eine leckere Bolognesesosse. Dazu Nudeln, Reis oder Kartoffeln. Ihr könnt dieses Gericht natürlich auch als Eintopf ohne Beilagen essen. Probiert es mal aus, ich habe dieses Rezept gerade gekocht und muss sagen -einfach lecker-!!!!!

Mein Kurkumagewürz passt ausserdem zu folgenden Gerichten:
Reis mit Rosinen und Cashew-Kerne vermischen und mit der Kurkumagewürzmischung würzen.
Kurkumagewürzmischung auf Blumenkohl, Bohnen und Zwiebel geben.
Kurkumagewürzmischung mit Zwiebeln, Salz und Olivenöl zu einem Dip vermischen.
Rohen Blumenkohl, Sellerie und Paprika in der Kurkumagewürzmischung wälzen und als Snack genießen.
Kurkumagewürzmischung im Salatdressing verwenden
Kurkumagewürzmischung in Hülsenfrüchtegerichten verwenden
Kurkumagewürzmischung in eine Bolognesesosse
Kurkuma könnt Ihr auch für Tee verwenden. Dazu 4 Tassen Wasser zum Kochen bringen, einen Teelöffel gemahlenen Kurkuma hinzufügen und ca. 10 Minuten köcheln lassen und dann absieben. Mit Agavensirup, Ahornsirup, Stevia oder Honig süssen.

Kurkuma schützt Euer Gehirn, wirkt gegen Depressionen, ist ein Radikalenfänger, wirkt sich positiv auf dem Verdauungsapparat aus, unterstützt Euch beim Abnehmen, hilft bei Osteoporose, hilft bei Akne, unterstützt die Ausleitung von Schwermetallen, hemmt die Tumorbildung, fördert die Wundheilung, hilft den Cholesterinspiegel zu reduzieren, stärkt das Immunsystem, hilft unserem Herzen und unterstützt bei Depressionen.
Kurkuma enthält unter anderem: Proteine, Ballaststoffe, Magnesium, Eisen, Zink, Calcium, Kupfer, Kalium sowie die Vitamine C, E und K

Kurkuma-Paste
Für die Vorratshaltung
250 gr. Kurkuma-Pulver und 700 ml Wasser zu einer Paste verrühren. Im Kühlschrank hält sich die Paste mindestens eine Woche.

Kurkuma-Drink
1 x täglich und Ihr tut enorm viel für Eure Gesundheit!
1 Eßl. Kurkuma-Paste
1 Tasse Hafermilch, Dinkelmilch, Reismilch oder eine Milch aus Mandeln o-
der Cashewkernen
Ingwer und eine Vanilleschote nach Geschmack
Schwarzer frisch gemahlener Pfeffer (unterstützt die Wirkung von Kurkuma in unserem Körper)
1 Teelöffel Ahornsirup, Honig, Agavendicksaft oder Stevia
1 Teelöffel Kokosöl (unterstützt die Wirkung von Kurkuma in unserem
Körper und ist wichtig für das Aufspalten von fettlöslichen Vitaminen)

Alles gut mixen und dann lasst es Euch schmecken!

Milch aus Mandeln oder Cashewkernen selbst herstellen
250 Gramm Mandeln oder Cashewkernen in einem Liter Wasser über
Nacht stehen lassen.
Am anderen Tag mit einem Mixer oder einem Kenwood HB 887 Profi Stabmixer pürieren. Meinen Stabmixer von Kenwood liebe ich, die Leistung
dieses Gerätes überzeugt mich bei jedem Gebrauch immer wieder aufs
Neue!
Das Gemisch wird dann über einer Schüssel durch ein Mulltuch gedrückt
und fertig ist die Milch.
Ich filtere die Masse nicht aus, denn ich finde es schade, wenn die Ballaststoffe vernichtet werden.

Meine Kurkuma-Gewürzpaste
200 Gramm frische Kurkuma-Wurzel mit Schale reiben
200 Gramm frische Ingwerwurzel mit Schale reiben
200 Gramm frischen Meerrettich mit Schale reiben
2 Knoblauchzehen
4 Chilischoten
Frischer schwarzer Pfeffer mahlen
100 ml Olivenöl

Alles zusammen mit einem Mixer oder einem Kenwood HB 887 Profi Stabmixer pürieren.

In ein Schraubglas füllen und mit Olivenöl abdecken. Aufbewahrt wird die
Gewürzpaste im Kühlschrank. Dort hält es sich mindestens 4 Wochen. Ich
gebe diese Paste in alle meine Gerichte wie Eintöpfe, Reisgerichte, Kartof-
felgerichte usw. zum Schluss hinzu. Wieviel Ihr von der Kurkuma-Gewürzpaste in ein Gericht gebt, bleibt Euch überlassen.

Ist eine Grippe im Anmarsch, dann könnt Ihr 1 Eßl. Kurkuma-Gewürzpaste
in Wasser auflösen und mit Ahornsirup, Honig, Agavendicksaft oder Stevia

süssen. Diese Mischung wird dann getrunken. Nach meiner eigenen Erfahrung, dauert die Grippe dann nur bis zu 3 Tagen in abgeschwächter Form. Antibiotika bei einer bakteriellen Grippe nehme ich nicht mehr.

Meine Kurkuma-Gewürzmischung
200 Gramm Kurkumapulver
200 Gramm Ingwerpulver
4 getrocknete Chilischoten fein mahlen
Frischer schwarzer Pfeffer und Paradieskörner fein mahlen
Alles zusammen vermengen und in ein Schraubglas geben.

Diese Kurkuma-Gewürzmischung gebe ich ebenso wie die Würzpaste überall wo es passt zum Schluss mit hinzu. Ihr könnt die Gewürzmischung auf auf Brot streuen. Dazu nehme ich eine Scheibe selbstgebackenes Brot, nehme statt Margarine oder Butter Avocado, darauf Tomate, frisches Basilikum, Mozzarella und zum Schluss streue ich mir die Gewürzmischung auf den Mozzarella. Einfach lecker!

∗∗∗
∗∗∗

Schaut mal was ich gefunden habe, auf einer ganz tollen Homepage:
http://www.biotopicafarm.de/sparkling-kurkuma-drink/

Sparkling Kurkuma-Drink
Gerade jetzt wo die Tage wieder länger werden und man mehr in der Natur zu Gange ist, kommt man auch schneller aus der Puste. Zu lange saß man im gemütlichen Wohnzimmer und stopfte sich mit Keksen voll, während es draußen nass kalt wehte. Daran muss nun etwas geändert werden. Aber keine Bange auf Süßes wird keiner verzichten müssen. Dieses Getränk ist mit Abstand das Beste des Universums. Und das schreie ich mit der größten Überzeugung in die Welt.
Falls du mir nicht glaubst, probiere es aus!

Die Hauptbestandteile lassen sich sowohl Roh als auch mit gekochten Wasser zubereiten, aber beide Versionen sind super gesund. Dieser göttliche Sud wird aus nur 3 Zutaten gemacht:

Kurkuma, Honig oder Rohrzucker und Wasser.
Er ist frisch, prickelnd, exotisch, voller Enzyme und reich anheilenden Wirkstoffen für einen gesunden schönen Körper.

Kurkuma ist schon lange in Indien und China für seine Heilkräfte bekannt und findet dort regelmäßige Verwendung. Auch in der westlichen Medizin gelangt Kurkuma, mit seinem Hauptbestandteil Curcumin, immer mehr in die Öffentlichkeit. Es ist reich an Antioxidantien, Vitamin B6 und wirkt entzündungshemmend. Ein wahrer Jungbrunnen für den Körper.

Wundermittel, welches gesund ist und den Heißhunger auf süßes stillt gibt es nicht, meinst du? Lass dich vom Gegenteil überzeugen, denn dieses Getränk wird fermentiert.

Dieses Getränk ist so gut, dass es Zeit braucht. Außer du hast einen Kurkuma-Bug, jedoch haben das die wenigsten in ihrer Küche vor sich her blubbern.

Einen was?

Ein Kurkuma-Bug ist eine Starter-Flüssigkeit, die den Kurkuma Drink zu dem macht was es ist, ein 8. Weltwunder.

Der Starter muss einige Zeit gären, damit sich genug Hefe im Getränk ansiedeln kann, welche den Zucker oder den Honig in Alkohol umwandeln. Aber keine Panik! Dieses Getränk besitzt so viel Alkohol wie eine Apfel-Schorle, jedoch kannst du ihn mit regelmäßiger Zucker- oder Honiggabe zu einem richtigen Root-Bier gären lassen und den Alkoholgehalt steigern.

Kurkuma-Bug
Zutaten:
- Ein Glas mit Schraubverschluss
- 1/4 Glas Bio Kurkuma klein geschnitten (Bio Kurkuma darf nicht behandelt werden, somit ist die erforderliche Hefe für den ganzen Prozess noch intakt)
- 2 EL Honig, Agavendicksaft, Ahornsirup oder roher Rohrzucker
- Wasser

Zubereitung:
Alle Zutaten zusammen in das Glas geben und mit Wasser auffüllen. Den Deckel nur leicht anschrauben. Das Glas sollte nun an einen Ort mit Zimmertemperatur oder mit mindestens 18°C gestellt werden. Alle paar Tage etwas Rohrzucker oder Honig hinzugeben, sowie eine kleine Portion geschnittenen Kurkuma. Wenn der Starter anfängt zu Blubbern ist er fertig. Das kann mehrere Tage dauern, im Winter sogar etwas länger.

Kurkuma Drink
Zutaten:
- Kurkuma (1 Hand voll)
- Honig, Agavendicksaft, Ahornsirup oder roher Rohrzucker nach belieben
- Wasser
- Kurkuma-Bug

Zubereitung:
Für die Raw-Version wirfst du die Kurkuma in deinen Entsafter und füllst den Saft mit 1 1/2 Liter Wasser auf, dann süßt du ihn wie es dir gefällt. Zum Schluss gibst du einen ordentlichen Schuss Kurkuma-Bug dazu und füllst alles in eine Plastikflasche. Es entsteht nach 1 bis 2 Tagen ein deutlicher Druck in der Flasche. Wenn der Druck zu stark wird kann die Flasche

explodieren (!). Bei einer Glasflasche kann das Lebensgefährlich werden, deshalb probiere dich erst einmal an einer Plastikflasche, die frei von Weichmachern ist.

Also immer gut im Auge behalten und gelegentlich aufschrauben und kosten. Der natürliche Kohlensäuregehalt wird von Tag zu Tag mehr.

Falls du keinen Entsafter besitzt und Raw-Food dir Schnuppe ist, schneide den Kurkuma klein, gib ihn in einen Topf und gieße ihn mit 1 1/2 Liter Wasser auf. Lass ihn kurz aufkochen bis er eine schöne kräftige Farbe hat, süß ihn nach Belieben und stell den Topf beiseite. Es ist äußerst wichtig, dass die Flüssigkeit vollständig abkühlt, sonst kann es passieren, dass die Hefe vom Kurkuma-Bug durch die Hitze abstirbt und dann gibt es kein Sparkle-Effekt. Ist alles abgekühlt gib den Kurkuma-Bug dazu und fülle alles in eine Plastikflasche. Durch die Plastikflasche sieht man den Druck der Kohlensäure besser und sie ist flexibler als Glasflaschen. Koste regelmäßig am Tag um zu viel Druck abzulassen, damit die Flasche nicht explodiert und dass du siehst wann der Kurkuma-Drink fertig ist. Du merkst es daran, dass du die Flasche in einem Zug geleert hast und immer noch mehr willst.

Den Kurkuma-Bug regelmäßig mit Kurkuma und Honig oder Rohrzucker füttern, damit du ihn immer wieder verwenden kannst. Umso häufiger du ihn verwendest, desto weniger Zeit braucht der Fermentierungsvorgang und du gelangst schneller in den Genuss dieses genialen Pop-Up-Drinks.

Viel Spaß beim Ausprobieren.
Quelle: des Sparkling Kurkuma-Drinks:
http://www.biotopicafarm.de/sparkling-kurkuma-drink/

(Anmerkung von mir)
Daran, dass der Kurkuma-Bug anfängt zu blubbern, erkennt Ihr die Bio-Qualität der Kurkumawurzel!
Wenn Ihr die Kurkumawurzel für den Kurkuma-Drink im Entsafter entsaftet habt, dann könnt Ihr den ausgepressten Rest trocknen und weiterverwenden! (Anmerkung von mir)

Schaut mal auf meiner Homepage unter Interessante-Links nach, dort gibt es weitere tolle Infos!

Wollt Ihr mehr wissen? Dann setzt Euch mit mir in Verbindung und wir vereinbaren einen Termin.
Bei der Umsetzung Eurer Ernährungsumstellung unterstütze ich Euch gerne mit Rat und Tat.
Dazu ist es nicht unbedingt notwendig, dass Ihr zu mir in die Praxis nach Bockhorn kommt. Möglich ist eine Unterstützung auch per Mail, am Telefon, am Handy oder über Skype.
Wenn Ihr Fragen habt, dann könnt Ihr Euch gerne mit mir per E-Mail in Verbindung setzen.

oder weitere Informationen über meine Homepage erfahren.

Ein schönes Wochenende und viele liebe Grüße sendet Euch Katrin

5 Detox – Mein Selbstversuch - Meine eigene Meinung zum Thema "Detox"

Jeden Tag, an dem wir aufstehen, gibt es wieder mal einen neuen Trend.

DETOX heißt der noch recht neue Hype!

und los geht es:

Angefangen habe ich mit einem von vielen Detox-Produkten
Um mitreden zu können, habe ich mich entschlossen, einen Selbstversuch durchzuführen. Also habe ich habe mir als erstes die NutraLinea® Pyour Detox Pyour Detox – 5 Tage Reinigungskur für 39,90 Euro

(für das Testen dieses Produktes bekomme ich keine Vergütung, oder sonstige Vergünstigungen, daher teste ich absolut unabhängig)

gekauft und am 11.06.2016 mit dieser Kur begonnen. Die Kurpackung enthält 5 Detox-Mix-Beutelchen mit je 9 Gramm Pulver, welches morgens in Wasser angerührt und dann getrunken wird. Ausserdem enthält die Kur 20 Brausetabletten, von denen jeden Tag 4 Tabs über den Tag verteilt in Wasser aufgelöst und dann getrunken werden.

Diese Kur soll:
eine gesunde Darmflora optimieren,
die Aufnahme von essentiellen Nährstoffen fördern,
die Reizdarmsymptome lindern und
sicher, natürlich und sehr wirksam sein.

Das ein gesunder Darm eine der Grundlagen für unsere Gesundheit ist, steht außer Frage.
Durch einen ungesunden Lebensstil tuen wir unserer Gesundheit keinen Gefallen.

Dazu gehört meiner Meinung nach, alle denaturierte Nahrungsmittel, wie z.B.: Industriezucker, Fertiggerichte usw. aber auch Alkohol, Nikotin sowie negativer Stress.

Die Folge können sein: Müdigkeit, Infektanfälligkeit, verminderte Leistungsfähigkeit und allgemeines Unwohlsein.

Wenn Ihr Eurem Darm und Eurer Gesundheit etwas Gutes tun wollt, dann solltet Ihr Euren Darm regelmäßig sanieren (neudeutsch: detoxen), idealerweise viermal im Jahr. Diese Vorgabe stammt von den Herstellern der Detoxprodukte.

Die Inhaltsstoffe:
2QR-Komplex (Der 2QR-Komplex ist ein patentierter Wirkstoff, der aus natürlichen Polysacchariden besteht. Er verfügt über die Fähigkeit die Anhaftkräfte vieler schädlicher Mikroben auf physikalische Art zu blockieren. Deshalb ist der 2QR-Komplex auch effektiv bei der Optimierung und Wiederherstellung der Mikroflora. Ohne bekannte Gegenanzeichen oder Nebenwirkungen kann er somit eine Vielzahl von Problemen im Zusammenhang mit bakterieller Überwucherung lösen - Quelle: http://www.2qr.de/)
Psyllium
Inulin
Fructo-Oligosaccharide

Fazit am 15.06.2016:
Bei mir habe ich keine Veränderung feststellen können. Meiner Meinung nach, ist das Detoxen (Entgiften) eine Modeerscheinung. Die Kosten sind nicht gerade gering und der Nutzen bleibt bei mir aus. Daher kann ich feststellen: Bei einer regionalen, saisonalen und vollwertigen Ernährung, kann ich mir das Detoxen ersparen. Dies ist wie gesagt bzw. geschrieben, meine eigene Erfahrung und Meinung!

Bei meiner Recherche zum Thema Detox habe ich das folgende Rezept gefunden:

Detox-Gemüsesuppe:
Hähnchenfilet, Knoblauchzehe, Ingwer, Chili, Lauchzwiebeln, Möhren, Sellerie, Zucchini, Brokkoli, Tomaten, und Brühe, wenn es geht eine selbsthergestellte Gemüsebrühe

Auf Mengenangaben verzichte ich, da jeder selbst entscheiden sollte, wieviel Gemüse er in seiner Suppe haben möchte. Ich habe alles, außer Knoblauch, Ingwer und Chili, zu gleichen Teilen in die Suppe gegeben. Wenn Ihr Zeit habt, könnt Ihr die Suppe jeden Tag frisch kochen. Oder Ihr kocht gleich eine größere Menge, die Ihr dann im Kühlschrank aufbewahren könnt. Diese Suppe über 5 Tage als Kur anwenden. Diese Suppe soll den Säure-Basen-Haushalt unterstützen. Ich habe diese Gemüsesuppe über fünf Tage zum Mittag und zum Abend gegessen.

Die Gemüsesuppe habe ich wie folgt zubereitet:
Das Hähnchenfleisch in Ghee anbraten und schön braun werden lassen, damit sich die leckeren Röstaromen bilden können, dann das kleingeschnittene Gemüse wie Knoblauchzehe, Ingwer, Chili, Lauchzwiebeln, Möhren, Sellerie, Zucchini, Brokkoli, Tomaten und die Gemüsebrühe dazugeben und bissfest garen. Das dauert ungefähr 15 Minuten.

Mein Fazit zur Detox-Suppe:
Dieses Rezept kommt Euch sicherlich nicht unbekannt vor, da es vor einiger Zeit einen Boom gab, wo es um das Thema Entwässerung ging, der Gemüseeintopf enthielt viel Kohl und war auch unter dem Begriff "Kohlsuppe" bekannt.
Da ich gerne Gemüseeintöpfe esse, mache ich mir immer wieder so einen Eintopf, das ganze Jahr über und dann immer mit dem Gemüse, welches ich regional und saisonal einkaufe.

Wichtig: Viel Trinken
Viel Trinken ist bei einer Detox-Kur besonders wichtig, da der Körper bei der Entgiftung Stoffe loswerden möchte, die durch viel Trinken ausgeschwemmt werden.

Morgens stelle ich mir Zitronenwasser aus dem Saft von 2 Zitronen und in einen Liter Wasser her.
Über den Tag verteilt trinke ich immer wieder mal ein Glas.

Gerne trinke ich auch Bio-Gemüsesaft, diesen bekommt Ihr bei einem Discounter in Eurer Nähe. Den Gemüsesaft trinke ich gerne gut gekühlt. Gemüsesaft enthält viele Vital- und Mineralstoffe, die Eurem Körper guttun.

Das Trinken für uns wichtig ist, ist Euch bestimmt bekannt. Nicht nur zur Unterstützung einer Kur solltet Ihr auf ausreichende Flüssigkeitszufuhr achten. Sondern jeden Tag solltet Ihr auf eine ausreichende Flüssigkeitszufuhr von mindestens 2 Liter Flüssigkeit achten. Zitronenwasser, Gemüsesäfte, Kräutertees und Mineralwasser sind ideal für eine ausreichende Flüssigkeitszufuhr.

Es gibt eine Vielzahl von Detox-Tee-Kuren. Bei allen ist mir aufgefallen, dass die Preise dafür teilweise extrem hoch sind. Für eine mehrtägige Kur fallen Kosten zwischen 16,00 und 32,00 Euro an und das für 100 Gramm Tee. Vergleichbare Bio-Kräuter für einen "Detox-Tee" gibt es bereits ab ca. 5,00 Euro für 100 Gramm Teemischung.

Mein Tipp: Ihr könnt auch in die Apotheke gehen oder Euch online die folgenden Kräuter und Gewürze kaufen bzw. bestellen, achtet bitte auf Bio-Qualität:

Für die Teemischung am Morgen:
Grüntee China Gunpowder - regt durch sein Koffein an
Oolong – fördert die Fettverbrennung
Mateblätter - dämpft den Hunger und belebt
Lemongras - wirkt beruhigend und stimmungsaufhellend
Brennesselblätter - wirkt entwässernd
Wassernabelkraut - stärkt das Immunsystem
Gojibeeren - unterstützt den Zellschutz und verbessert die Immunabwehr
Fenchel - unterstützt den Magen-Darmtrakt bei seiner Arbeit
Löwenzahnkraut - wirkt galle- und harntreibend

Ginseng - regt chemische Prozesse an und unterstützt das Immunsystem
Ingwer - regt die Durchblutung und den Stoffwechsel
Koriander - wirkt krampflösend, blähungslindernd und antimikrobiell
Tulsi – wirkt magenstärkend, lindernd, schweißtreibend, verdauungsfördernd, entwässernd, auswurffördernd, blutreinigend, entzündungshemmend und herzstärkend

Für die Teemischung am Abend:
Rotbuschtee - wirkt antibakteriell, unterstützt das Immunsystem und ist reich an Vitaminen, Mineralien und Spurenelementen wie Kalium, Kupfer, Natrium, Eisen, Fluor, Vitamin C, Rutin, Phenolsäure und weiterer
Haferkraut grün - wirkt stärkend und entschlackend
Silberlindenblüten - wirkt krampflösend, schmerzstillend und entzündungshemmend
Pfefferminzblätter - wirkt antimikrobiell, antiviral und geistig anregend
Birkenblätter - wirkt entwässernd
Schafgarbenkraut - wirkt verdauungsfördernd und krampflösend
Zitronenverbeneblätter - wirkt krampflösend und beruhigend
Zimt - wirkt desinfizierend, krampflösend, durchblutungsfördernd, beruhigend und stimmungsaufhellend

Mein Fazit zum Detox-Tee:
Die hohen Kosten sind nicht gerechtfertigt. Wenn Ihr Euch den Tee selber zusammenstellt, könnt Ihr sehr viel Geld sparen! Das wir viel Trinken sollen, ist uns allen nicht fremd. Es sollten am Tag mindestens 1,5 bis mindestens 2 Liter sein. Dazu zählen vor allem: Wasser, Kräutertees, Gemüsesäfte und/oder mein Zitronen- bzw. Limettenwasser.

Mein persönliches Endfazid
Egal ob es sich um Detox-Produkte, Detox-Suppe oder Detox-Tee handelt - Meine Meinung dazu:
Wenn Ihr einmal richtig entschlacken wollt, dann versucht eine Fastenkur. Die Fastenkur könnt Ihr mit Eurem Arzt des Vertrauens besprechen, er wird Euch unterstützen, oder Ihr geht in eine Klinik zum Fasten.
Fasten ist eine alte und bewährte Methode um zu entschlacken, z.B.: Fasten nach Buchinger oder schaut mal unter diesem Link nach, was dort zum Heilfasten steht:
http://heilfasten.renegraeber.de/

Oder schaut mal hier:
http://www.zentrum-der-gesundheit.de/entschlackung-ia.html

Entschlackung oder Detox?
Entschlackungskuren haben bei diesen wundergleichen Aussichten folglich Hochkonjunktur.
Da Entschlackungskuren ferner zu den Lieblingsbeschäftigungen vieler US-Stars gehören, spricht man auch hierzulande nur noch selten von Entschlackungskuren.
Detox lautet stattdessen das aktuelle Zauberwort (von engl. to detox =

entgiften).
Und während die traditionelle Entschlackungskur aus vielen verschiedenen Maßnahmen besteht und über mehrere Wochen hinweg praktiziert wird, genügt es bei einer modernen Detox-Kur oft vollkommen, wenn man täglich nur ein- oder zweimal einen Detox-Drink oder im Extremfall nur ein paar spezielle Kapseln nimmt.
Im Nu soll man allein mit dieser Maßnahme sowohl entschlackt sein als auch stolzer Besitzer der langersehnten Traumfigur werden. Das Ganze verständlicherweise in längstens drei Tagen.

Detox ist Humbug
Kein Wunder bezeichnen viele Forscher und Schulmediziner Entschlackungskuren als Humbug, Blödsinn und Quatsch. Und damit haben sie vollkommen Recht.
Detox-Kuren, die an Crash-Diäten erinnern, die also schon nach wenigen Tagen erledigt sind, die rasanten Gewichtsverlust versprechen und ausschließlich aus einem bestimmten Produkt bestehen, das man – meist statt einer Mahlzeit – zu sich nehmen muss, dienen nicht der Entschlackung.
Sie sind ein Werbegag, nichts weiter.
Quelle: http://www.zentrum-der-gesundheit.de/entschlackung-ia.html

Ich verdiene an diesen Link´s kein Geld. Von daher bin ich unabhängig!

Schaut mal auf meiner Homepage unter Interessante-Links nach, dort gibt es weitere tolle Infos!

Wollt Ihr mehr wissen? Dann setzt Euch mit mir in Verbindung und wir vereinbaren einen Termin.
Bei der Umsetzung Eurer Ernährungsumstellung unterstütze ich Euch gerne mit Rat und Tat.
Dazu ist es nicht unbedingt notwendig, dass Ihr zu mir in die Praxis nach Bockhorn kommt. Möglich ist eine Unterstützung auch per Mail, am Telefon, am Handy oder über Skype.
Wenn Ihr Fragen habt, dann könnt Ihr Euch gerne mit mir per E-Mail in Verbindung setzen.
gesundheits_und_ernaehrungs_trainer@arcor.de
oder weitere Informationen über meine Homepage erfahren.

Ein schönes Wochenende und viele liebe Grüße sendet Euch Katrin

6 Achtung! Industriezucker macht süchtig und krank

Das zeigte jetzt eine Studie der Princeton University, die das Verhalten von Ratten untersuchte, die mit ihrer Nahrung Zucker erhielten. Bekamen sie ihre Süßigkeit nicht mehr, wurden sie ängstlich, klapperten mit den Zähnen und zeigten auch sonst alle Anzeichen eines Entzugs, wie man ihn von Drogenabhängigen kennt. Wurden die tierischen Probanden wieder mit der Süßigkeit „verwöhnt", schlugen sie mächtig zu, und verschlangen deutlich mehr als vor dem erzwungenen Zucker-Entzug. In der zucker-freien Zeit steigerte sich bei den Nagern außerdem der Konsum von ande-ren tatsächlichen Drogen wie Alkohol. Im Gehirn konnten die Experten Veränderungen nachweisen, wie sie z. B. auch bei Kokainabhängigkeit auftreten.

Jeder ist gefährdet. Zuckersüchtig kann jeder werden. Besonders häufig „gestresste" Menschen. Und hier sind es oft die Frauen, die zur Beruhi-gungsschokolade oder der Trauereiskrem greifen. Der Zusammenhang hier ist schnell geklärt. Zucker fördert kurzfristig die Ausschüttung des Glückshormons Serotonin und damit dessen Konzentration – ebenfalls nur kurzfristig – im Organismus. Frauen haben von Natur aus einen geringe-ren Serotoninspiegel und erhöhen ihn daher häufiger von außen – über glücklich machende leere Kohlenhydrate wie eben Zucker. Wie bei jeder anderen Droge ist es aber auch hier so: Die Anfangsdosis reicht nicht aus. Der Organismus verlangt nach mehr. Das Risiko zusätzlich zu anderen Drogen wie eben z. B. Alkohol zu greifen, steigt zusätzlich.

Acht Tipps, die beim Zuckerentzug helfen

Tun Sie was für Ihre Gesundheit. Üben Sie Maßhalten oder gar Zucker-Verzicht. Wer dann für sich feststellt, dass das bei Schoki und Co. nicht so leicht fällt, wie vermutet, sollte sich ernste Gedanken über sein Ernäh-rungsverhalten machen.

Trennen Sie sich von Kuchen, Keks und Karamell. Gehen Sie auf Entzug. Sie werden sehen, auch wenn die ersten Tage schwierig sind, es wird schnell leichter und das Bedürfnis nach Süßigkeiten sinkt bis fast zur Null-grenze. Hilfreich ist es in dieser Zeit, die Naschecke zu Hause oder im Büro zu entsorgen und leer zu halten. Verzichten Sie außerdem auf jeden Fall auf Zuckerersatzstoffe, die machen es nicht besser.

Wie bei allen Abhängigkeiten, sollte man genau hinschauen, welche Auslö-ser und emotionalen Ursachen für das süße Verderben verantwortlich zeichnen. Reden sie drüber und schlucken Sie Konflikte nicht einfach mit süßer Limo runter.

Werden Sie zum Zucker- und Ernährungsexperten. Zucker versteckt sich hinter den verschiedensten Bezeichnungen. Wer vermutet schon unter Maltodextrin oder Melasse den süßen Übeltäter. Dieser verbirgt sich übri-gens nicht nur in süßen Leckereien, sondern z. B. auch in herzhaften Fertigprodukten oder Wurst. Deshalb ist es sinnvoll, zumindest die Verpackungsangaben zu lesen, wenn man nicht gleich lieber selbst zum Kochlöffel greifen will.

Am besten ist es sicher, wenn Sie Ihre Ernährung auf vollwertig und vitalstoffreich umstellen. Wer ausreichend mit Nährstoffen versorgt ist, verspürt im Gegensatz zum Mangelkandidat seltener Heißhungerattacken. Denken Sie außerdem daran, je weniger ein Nahrungsmittel behandelt wurde, desto weniger Industriezucker kann es auch enthalten. Deshalb, greifen Sie zu rohem Obst und Gemüse.

Verwenden Sie zum Kochen und Süßen Gewürze wie Zimt, Kardamom oder Nelke. Ein besonderes, natürliches Süßungsmittel ist Stevia; eine Staude aus Südamerika, deren Blätter sehr süß sind. Das Honigblatt süßt nebenwirkungs- und kalorienfrei. Leider ist es in Europa noch nicht als Lebensmittel zugelassen – Ausnahme: die Schweiz. Empfehlenswert ist hier das Buch „Stevia – sündhaft süß und urgesund", dass umfangreich über die Vorzüge der Pflanze informiert und über die Steine aufklärt, die dem Verbraucher bei dem Genuss in den Weg gelegt werden.
http://www.topfruits.de/produkt/stevia-suendhaft-suess-und-urgesund

Essen Sie in regelmäßigen Abständen – unser Organismus mag Regelmäßigkeit. Ansonsten sinkt der Blutzuckerspiegel. Die Lust auf Zucker wird dann schnell unkontrollierbar.

Ausreichend Trinken, Natürlich keine Limonade, sondern gutes, hochwertiges Wasser oder – ungesüßte – Tees.

Sport macht glücklich. Auch wenn es oft nicht so aussieht. Wer sich bewegt, greift seltener zu Süßigkeiten.

Schlafen Sie genug? Leidet der Körper unter Schlafentzug, braucht er Energie. Und wie will er sich die beschaffen? Über Zuckerzufuhr.

Denken Sie immer daran: Zucker macht vielleicht vorübergehend glücklich, aber auch dauerhaft krank.
Quelle: www.topfruits.de

Schaut mal auf meiner Homepage unter Interessante-Links nach, dort gibt es weitere tolle Infos!

Wollt Ihr mehr wissen? Dann setzt Euch mit mir in Verbindung und wir vereinbaren einen Termin.
Bei der Umsetzung Eurer Ernährungsumstellung unterstütze ich Euch gerne mit Rat und Tat.
Dazu ist es nicht unbedingt notwendig, dass Ihr zu mir in die Praxis nach Bockhorn kommt. Möglich ist eine Unterstützung auch per Mail, am Telefon, am Handy oder über Skype.
Wenn Ihr Fragen habt, dann könnt Ihr Euch gerne mit mir per E-Mail in

Verbindung setzen.
gesundheits_und_ernaehrungs_trainer@arcor.de
oder weitere Informationen über meine Homepage erfahren.

Ein schönes Wochenende und viele liebe Grüße sendet Euch Katrin

7 Natürlicher Zuckerersatz – Alternativen zum Industriezucker

Jeder weiß eigentlich – der gebräuchliche, industriell verarbeitete, Haushaltszucker ist ungesund, macht krank und süchtig. Er enthält aufgrund der starken Verarbeitung keinerlei wertvolle Inhaltsstoffe mehr, dafür aber viele dickmachende Kalorien. Dazu ist hier mehr zu lesen. Industriezucker macht süchtig und krank. Ein herkömmlicher vielfach benutzter Zuckerersatz, wie synthetischer Süßstoffe aus dem Chemielabor, Aspartam & Co, ist auch nicht viel besser.
Aber kein Zucker ist generell gut oder schlecht. Der Körper braucht Zucker, denn Glucose ist sein wichtigster Energielieferant. Der Mensch ist ohne Glucose nicht lebensfähig. Um unser Gehirn und damit uns am Leben zu erhalten, ist Zucker sogar extrem wichtig. Die Natur hat aus diesem Grund nahezu alle Lebensmittel mit unterschiedlichen Zuckerarten ausgestattet. In einem Lebensmittel kommt Zucker niemals isoliert vor, sondern immer im natürlichen Verbund unterschiedlicher Begleitstoffe, wie Vitamine, Mineralien und Ballaststoffe.

An gesundem Zuckerersatz ist die Auswahl gar nicht mehr so klein, wie man vielleicht glauben könnte. Es gibt sehr viele Möglichkeiten, Speisen und Getränke mit gesundem Zuckerersatz zu süßen. Die wohl bekanntesten und gleichzeitig am stärksten verarbeiteten Süßungsmitteln sind Steviaextrakt und Xylit. Trotz des starken Verarbeitungsprozesses schaden Steviaextrakt und Xylit der Gesundheit kein bisschen. Auf die Zahngesundheit haben beide sehr positive Auswirkungen und Stevia nachweislich bei Diabetes.

Stevia soll bis zu 300mal süßer sein als Zucker und kann daher ein wunderbarer und dazu noch pflanzlicher Zuckerersatz sein. Will man komplett auf Zucker verzichten dann ist Stevia eine gute Alternative. Man kann für etliche Einsatzgebiete auch direkt die naturbelassenen Steviablätter verwenden. In vielen Lebensmitteln ist mittlerweile Stevia enthalten, Stevia kann auch zum Backen und Kochen verwendet werden. Das Buch von Barbara Simonsohn „Stevia, sündhaft süß und urgesund" ist wirklich zu empfehlen.

Xylit wird auch Birkenzucker genannt, da er früher aus Birkenrinde gewonnen wurde. Da er von Bakterien nicht abgebaut werden kann, kann Xylit keine Karies hervorrufen. Xylit beeinflusst weder den Blutzuckerspiegel noch den Insulinspiegel. Xylit kann man mengenmäßig 1×1 als Ersatz für Zucker verwenden, weshalb er einen besonders beliebten Zuckerersatz darstellt.

Sehr bekannte Zuckerersatze sind Ahornsirup und Agavendicksaft. Ahornsirup beeinflusst den Blutzuckerspiegel sehr wohl, aber nicht annähernd so negativ wie etwa der Haushaltszucker. Da der Ahornsirup aber einen nicht so hohen Gehalt an Fructose aufweist, bringt er auch nicht die ungünstigen Eigenschaften des Fruchtzuckers mit sich. Ahornsirup schmeckt jedoch gut zu vielen Desserts, zu Shakes, Gebäck und etlichen Kuchenarten sowie im Tee. Agavendicksaft stammt ursprünglich aus Mexiko und wird gerne als veganer Ersatz für Honig verwendet. Agavendicksaft besteht jedoch aus bis zu 90% Fruktose. Mit Agavendicksaft sollten daher gerade Diabetiker sparsam umgehen, da er den Blutzuckerspiegel ansteigen lässt. Er ist durch seinen Gehalt an Mineralstoffen und Spurenelementen besser als Zucker, doch wegen des hohen Fruktose Anteils sollte Agavendicksaft nur in Maßen verwendet werden.

Kokosblütenzucker wird aus dem frischen Saft der Blüte der Kokospalmen gewonnen und zählt zu den nachhaltigsten Zuckern der Welt. Kokosblütenzucker wird nach traditioneller Art eingedickt, getrocknet und gemahlen. Er enthält ähnlich viele Kalorien wie Haushaltszucker, sein Fructose Anteil ist mit 2 bis 9 Prozent sehr gering, dafür ist er jedoch sehr reich an Mineralien und für einen Zucker bemerkenswert hoch. Kokosblütenzucker schmeckt nicht etwa nach Kokos, sondern kräftig Karamellartig.

Palmzucker wird in Indien schon sehr lange verwendet. Wie der Kokosblütenzucker wird auch der Palmzucker aus dem Blütennektar bestimmter Palmen gewonnen, den Zuckerpalmen. Genau wie beim Kokosblütenzucker ist auch hier der Fructose Gehalt sehr gering. Geschmacklich ähnelt er, wie der Kokosblütenzucker, an Karamell und passt daher zu sehr vielen Rezepturen.

Natürlicher Zuckerersatz - die gesündere Alternative zum Industriezucker
Yacon-Sirup. Ein bisher noch sehr unbekanntes Süßungsmittel. Yacon ist ein Wurzelgemüse aus den peruanischen Anden und wird dort als wertvolles Lebensmittel hochgeschätzt. Aus der Yaconwurzel kann ein leckerer und äußerst gesunder Zuckerersatz hergestellt werden, den Yaconsirup. Zwar ist er weniger süß als Zucker, Honig oder Dicksäfte, dafür ist er aber umso gesünder. Er hat nur halb so viel Kalorien wie Honig, enthält aber einen hohen Gehalt an Eisen, vielen anderen Mineralien sowie Antioxidantien. Yaconsirup ist für Diabetiker und Übergewichtige eine wirklich gesunde Zuckeralternative.

Auch im Honig ist Zucker in Form von Fruktose und Glukose enthalten. Außerdem ist Honig reich an vielen wertvollen Inhaltsstoffen wie Vitamin C und B, Kalium, Kalzium, Eisen und Magnesium. Auch ist die antibakterielle und stoffwechselanregende Wirkung des Honigs nicht zu unterschätzen.

Honig hat allerdings recht viele Kalorien. Da viele Honigsorten Blütenpollen enthalten, sollten Allergiker allerdings aufpassen. Da der Honig den Blutzuckerspiegel genauso ansteigen lässt wie Haushaltszucker, sollten Diabetiker Honig nur in Maßen essen.

Trockenfrüchte stellen einen sehr natürlichen und gesunden Zuckerersatz dar. In getrockneter gibt es Rosinen, Datteln, Feigen, Ananas, Mango, Aprikosen und noch einige mehr Form. Durch Trocknung wird den Früchten das Wasser entzogen, der enthaltene Frucht-Zucker kristallisiert aus. Sie werden dadurch sehr süß, zudem bleiben die Mineralstoffe, Spurenelemente und Vitamine erhalten. Als süße Zutat statt Honig, Sirup oder Zucker für Müslis oder Backwaren sind sie wunderbar geeignet. Mit gesundem Zuckerersatz Speisen und Getränke zu süßen, sind also sehr viele Möglichkeiten vorhanden. Mit Zuckerersatz, der nicht nur gesund, sondern auch pflanzlichen natürlichen Ursprungs ist.
Quelle: www.topfruits.de

Schaut mal auf meiner Homepage unter Interessante-Links nach, dort gibt es weitere tolle Infos!

Wollt Ihr mehr wissen? Dann setzt Euch mit mir in Verbindung und wir vereinbaren einen Termin.
Bei der Umsetzung Eurer Ernährungsumstellung unterstütze ich Euch gerne mit Rat und Tat.
Dazu ist es nicht unbedingt notwendig, dass Ihr zu mir in die Praxis nach Bockhorn kommt. Möglich ist eine Unterstützung auch per Mail, am Telefon, am Handy oder über Skype.
Wenn Ihr Fragen habt, dann könnt Ihr Euch gerne mit mir per E-Mail in Verbindung setzen.
gesundheits_und_ernaehrungs_trainer@arcor.de
oder weitere Informationen über meine Homepage erfahren.

Ein schönes Wochenende und viele liebe Grüße sendet Euch Katrin

8 Gesunde Lebensmittel - Teil 1

Bei diesen Lebensmitteln heißt es: unbedingt zugreifen! Denn sie sind die Superstars des Powerfoods – die 100 besten Lebensmittel der Welt. Sie stärken das Immunsystem, unterstützen den Darm, festigen das Bindegewebe und kurbeln den Kreislauf an.

Acai-Beeren

An einer Kohlpalme in Südamerika wachsen kleine Wunderfru̇chte, auf die die ganze Welt scharf ist. Denn Acai-Beeren gelten als extrem gesund, besonders ihr hoher Gehalt an Antioxidantien macht sie zu einem echten Beauty-Food. Obwohl die tiefblauen bis schwarzen Früchte von Panama bis Brasilien seit jeher zu den Grundnahrungsmitteln gehören, entdeckte man sie bei uns erst vor einigen Jahren. US-Moderatorin Oprah Winfrey war es, die Acai in ihrer TV-Show als neues Superlebensmittel präsentierte – und damit einen Boom auslöste, der bis heute anhält. Als Faltenkiller werden die Beeren gefeiert – und als Wunderwaffe beim Abnehmen sowieso. Tatsächlich können Antioxidantien helfen, die Haut ju̇nger zu halten, Acai-Beeren kurbeln auch den Stoffwechsel an und sind so eine gute Ergänzung fu̇r eine gesunde Ernährung. Nur: Wunder darf man keine erwarten. Deshalb heißt es Finger weg von Acai-Abnehmprodukten, die im Internet mit unseriösen Fettkiller-Versprechen beworben werden!

Acerolakirsche

Mit 1700 Milligramm Vitamin C pro 100 Gramm gehören Acerolakirschen zu den besten Lieferanten für das gesunde Vitamin überhaupt. Vitamin C stärkt die Immunabwehr und wirkt antioxidativ, also zellschu̇tzend. Dieser Effekt wird durch die ebenfalls in Acerola enthaltenen Stoffe Provitamin A, Vitamin B1, B2, B5, Niacin, Eiweiß, Magnesium, Phosphor und Calcium noch verstärkt. Man kann Acerola roh essen, allerdings sind die kleinen südamerikanischen Früchte so empfindlich, dass sie lange Transportwege nicht überstehen. Bei uns bekommt man sie deshalb meist als Saft oder Pulver.

Algen (Nori, Spirulina etc.)

In Asien werden Algen als Delikatesse gehandelt. Auch hierzulande sehr bekannt: die Rotalge Nori. Sie liefert die dunkelgrüne Hülle des Maki-Sushi. Insgesamt gibt es 40 000 Arten, 160 davon sind zum Essen geeignet. Algen stärken durch ihren hohen Chlorellaanteil das Immunsystem und verbessern die Regeneration des Gewebes. Darüber hinaus enthalten sie viele Nährstoffe, Antioxidantien, Vitamine, Proteine und Aminosäuren. Sie sind gut fu̇r die Leber und fördern die Darmflora.

Aloe vera

Die als „Wunderpflanze aus der Wu̇ste" bezeichnete Aloe vera wird schon seit 4000 Jahren als Heilpflanze eingesetzt. Die ägyptischen Königinnen Nofretete und Cleopatra pflegten ihre Haut mit ihr, Alexander der Große nutzte das Liliengewächs als Mittel gegen Kriegsverletzungen. Heute ist die Pflanze eine der bekanntesten Zutaten von Nahrungsergänzungsmitteln und in der Körperpflege. Mit ihren 300 Wirkstoffen bietet sie vielfältige Anwendungsmöglichkeiten. Sie enthält unter anderem die Vitamine A, B1, B2, B3, B6, B12, C, E und viele Mineralstoffe wie Calcium, Phosphor, Kalium, Eisen, Magnesium oder Zink. Aloe vera lindert Atem- und Verdauungs-probleme, hilft bei Allergiebeschwerden und wirkt gegen Zahnfleischentzündungen. In Asien isst man die ganzen Blätter gekocht, hier wird Aloe vera als Saft getrunken und Produkten wie Joghurt beigemengt.

Amaranth

Schön nussig im Geschmack und in der Küche ein Allroundtalent: Amaranth ist – sowohl als pures Korn, Mehl und auch gepufft – eine tolle Ergänzung einer gesunden Ernährung. In Mittel- und Südamerika wird das Pseudogetreide bereits seit mehr als 3000 Jahren angebaut und ist dort ein wichtiges Grundnahrungsmittel. Die kleinen Körnchen sind wahre Eiweißbomben und so eine wichtige Proteinquelle für Vegetarier und Veganer. Außerdem enthält Amaranth viel Eisen, mehr Calcium als Milch, dazu Magnesium, sättigende Ballaststoffe und viele ungesättigte Fettsäuren, die sich günstig auf den Fettstoffwechsel auswirken. Zudem ist Amaranth glutenfrei und so besonders interessant für alle, die unter einer Zöliakie (Glutenunverträglichkeit) leiden und auf herkömmliches Getreide deshalb verzichten müssen.

Aronia-Beeren

Pflanzenfarbstoffe verleihen Aronia-Beeren (auch Apfelbeeren genannt) nicht nur ihre tiefdunkle Farbe, sondern machen die Minis auch richtig gesund und zu einer natürlichen Wunderwaffe im Kampf gegen gleich mehrere Zivilisationskrankheiten. Die säuerlich-herben Beeren können Herz-Kreislauf-Erkrankungen und Arteriosklerose vorbeugen, die sekundären Pflanzenstoffe schützen unsere Zellen außerdem vor schädlichen Umwelteinflüssen und beugen so einer vorzeitigen Alterung der Haut vor. Pur sind die Beeren den meisten zu sauer und herb. Man kann sie aber als Saft, Sirup, Extrakt oder Konfitüre in Reformhäusern und vielen Bioshops kaufen.

Artischocke

Das herbe Gemüse kann als stacheliger Fatburner bezeichnet werden. Denn: Der Stoff Cynarin regt den Speichelfluss und die Magensäureproduktion an. Zudem wird der Fettspiegel im Blut positiv beeinflusst. 2003 wurde die Artischocke zur Arzneipflanze des Jahres gekürt. Das verdankt die essbare Knospe ihren vielfältigen Inhaltsstoffen – wie B-Vitaminen, Vitamin E und Provitamin A, Eisen, Calcium, Magnesium und Phosphor. Artischocken schmecken gekocht, frittiert, gebraten und mit Dip – auch in der Küche sind sie also Allroundtalente.

Austern

Jedermanns Sache sind Austern sicher nicht. Schließlich ist ihre glibberige Konsistenz durchaus ein wenig gewöhnungsbedürftig. Aber es lohnt sich, ab und an mal eine der Edelmuscheln auszuschlürfen. Denn in Austern steckt richtig viel wertvolles Eiweiß und jede Menge Jod. Vor allem aber sind sie eine der besten Zinkquellen überhaupt. Der lebenswichtige Mineralstoff kräftigt Haut, Haare und Nägel, stärkt das Immunsystem und ist an zahlreichen Stoffwechselprozessen beteiligt. 50 Austern, so besagt es die Legende, soll der berühmte Abenteurer und Schriftsteller Casanova jeden Tag zum Frühstück verputzt haben. Denn Zink erhöht den Testosteronspiegel und soll die Produktion von Sexualhormonen ankurbeln können. Austern sind also auch ein echtes Aphrodisiakum.

Avocado
Ihr hoher Fettgehalt ist für eine Frucht ungewöhnlich. Avocados werden deshalb mitunter auch Butterfrucht genannt und immer wieder als Dickmacher abgestempelt. Damit macht man es sich jedoch zu einfach. Denn die ungesättigten Fettsäuren, die Avocados reichlich mitbringen, sind besonders wertvoll für uns. Und noch etwas: Im birnenförmigen Kernobst stecken einige Bitterstoffe, die nicht nur die Fettverbrennung ankurbeln können, sondern vor allem lindernd bei Stress und Nervosität wirken. Voll ausgereift sind Avocados, die es in vielen Farben gibt, übrigens dann, wenn die Schale rundherum auf Fingerdruck leicht nachgibt. Das Fruchtfleisch eignet sich mit seiner cremigen Konsistenz perfekt für Dips oder als Brotbelag, wertet aber auch jeden Salat auf.

Äpfel
„An apple a day keeps the doctor away." Jeder kennt das berühmte englische Sprichwort, an dem tatsächlich etwas dran ist: Wer regelmäßig zubeißt, profitiert von einer guten Portion der Vitamine B, C und E sowie den Mineralstoffen Kalium, Natrium, Magnesium, Calcium und Eisen – und stärkt so effektiv sein Immunsystem. Äpfel können außerdem das Risiko für Schlaganfälle mindern und die Cholesterinwerte verbessern. Die meisten Inhaltsstoffe stecken in Schale und Kernen. Die kann man also ruhig mal mitessen!

Bambussalz
Buddhistische Mönche waren es, die irgendwann Meersalz in Bambusrohre füllten, diese mit schwefelhaltiger Tonerde ummantelten und dann in einem mit Kiefernholz beheizten Ofen bis zu neunmal hintereinander auf über 1000 °C erhitzten. So entstand basisches Bambussalz, das besonders rein ist und vor allem in Japan und Korea noch heute als hochwirksames Heilmittel gilt. Es wirkt unter anderem entzündungshemmend, entgiftend und antibiotisch; fördert außerdem den Zellstoffwechsel und kann Erkältungssymptome lindern. Die Farbpalette reicht je nach Anzahl der Brennvorgänge von weiß über violett bis dunkelbraun. Für Heilanwendungen verwendet man vorwiegend neunmal gebranntes Bambussalz, zum Kochen zumeist zweimal gebrannte Sorten.

Belugalinsen

Belugalinsen punkten wie andere Linsen auch mit einem besonders hohen Ballast-stoffgehalt und liefern viele komplexe Kohlenhydrate. Der Effekt: Sie werden nur langsam verdaut und sättigen deswegen langanhaltend. Mit einem Eiweißgehalt von fast 25 Prozent sind die Linsen zusätzlich eine wichtige Proteinquelle fü̈r alle, die sich fleisch- oder komplett tierfrei ernähren. Tipp: Belugalinsen werden beim Kochen nicht so weich wie andere Sorten – sie sind damit perfekt als Beilage oder für Salate geeignet.

Bohnen

Ob lang und dünn, klein und dick, ob in Grün, Weiß oder Rot: Bohnen gibt es in zahlreichen Formen und Farben. Eines haben alle Sorten gemeinsam: Sie sind gesunde Sattmacher. Denn die Hülsenfrüchte enthalten besonders viel hochwertiges Eiweiß und vor allem jede Menge lang sättigende Ballaststoffe. Perfekt, um Heißhungerattacken vorzubeugen! Noch dazu sind Bohnen besonders kalorienarm. Buschbohnen enthalten lediglich 27 Kalorien pro 100 Gramm, dicke Bohnen 65 Kalorien pro 100 Gramm. Was den Genuss der gesunden Hü̈lsenfrü̈chte allerdings etwas schmälert, sind ihre „Nebenwirkungen" bei der Verdauung: Blähungen. Schuld daran sind Kohlenhydrate, die erst im Darm abgebaut werden können. Manche Gewürze (zum Beispiel Fenchel oder Kümmel) können diesen Effekt jedoch etwas abmildern. In der Küche sind Bohnen vielseitig einsetzbar, müssen aber immer gekocht werden. Roh enthalten die Hülsenfrüchte giftiges Phasin – ein zuckerbindendes Protein, das zu ernsthaften Magen- und Darmbeschwerden führen kann. Durch Kochen (etwa zehn Minuten lang) ändert sich die Struktur des Giftstoffes und er wird unschädlich. Gut zu wissen: Bohnen aus der Konserve sind bereits vorgegart und können bedenkenlos verzehrt werden.

Brokkoli

Hätten Sie es gewusst? Brokkoli kennt man in Deutschland erst seit Ende der 70er-Jahre. Seitdem hat der Kohl eine steile Karriere hingelegt und ist heute von keinem Gemü̈sestand mehr wegzudenken. Bei seinen inneren Werten kein Wunder: Schwefelstoffe und Betacarotine bekämpfen zellschädigende freie Radikale; der Pflanzen-wirkstoff Indol-3-Carbinol (I3C) soll sogar vor Krebs schützen. Außerdem liefert Brokkoli viel Vitamin C und Mineralstoffe. Tipp: Ende Mai startet die Saison für Freilandbrokkoli aus Deutschland, ab Oktober gibt es dann vorwiegend Importware aus Italien.

Buchweizen

Buchweizen hat zwar mit Weizen nichts zu tun, eine Mogelpackung ist er dennoch nicht. Botanisch zur Familie der Knöterichgewächse gehörend ist er mit Rhabarber und Ampfer verwandt. Mit 10 Prozent hochwertigem Eiweiß avanciert er zu den Stars unter den sogenannten Pseudogetreidesorten. In den Körnern steckt dreimal so viel Lysin wie in den meisten anderen Getreidesorten – das sorgt für starke Knochen. Darüber hinaus enthält er reichlich Vitamin E, B1 und B2. Mineralstoffe wie Kalium, Eisen, Calcium, Magnesium und Kieselsäure sind gut für den ganzen Körper.

Buttermilch

Sauer macht nicht nur lustig, sondern auch gesund und schlank. Zumindest, wenn man regelmäßig Buttermilch trinkt. Mit nur 36 Kilokalorien pro 100 Milliliter ist die säuerliche Milch ein echtes Leichtgewicht, liefert nur halb so viele Kalorien wie Vollmilch, aber fast genauso viel Calcium und Eiweiß. Ein halber Liter reicht, um den täglichen Calciumbedarf eines Erwachsenen zu decken. Der Mineralstoff stärkt vor allem Knochen und Zähne, Eiweiß ist unter anderem wichtig für den Aufbau von Muskeln. Dank vieler Milchsäurebakterien bringt Buttermilch außerdem die Verdauung auf Trab und fördert eine gesunde Darmflora. Und obwohl der Name anderes vermuten lässt, ist Buttermilch besonders fettarm. Da sie trotzdem gut sättigt, ist sie der ideale Zwischensnack und prima für alle, die auf ihre Linie achten.

Camu-Camu

Camu-Camu gehört zu den weltweit besten Vitamin-C-Lieferanten. 100 Gramm der südamerikanischen Exoten enthalten rund 2000 Milligramm des wichtigen Vitamins. Zum Vergleich: Die gleiche Menge Zitronen liefert lediglich 56 Milligramm. Einen erhöhten Vitamin-C-Bedarf hat unser Körper nicht nur bei nasskaltem Wetter, sondern beispielsweise auch bei Stress. Das Vitamin ist an der Produktion der Anti-Stress-Hormone Adrenalin und Noradrenalin beteiligt, strafft außerdem das Bindegewebe und fördert die Aufnahme von Eisen. Frisch gibt es Camu-Camu hierzulande so gut wie nie – bei uns sind die Powerfrüchte aber als Pulver erhältlich

Canihua

Kein Gluten, dafür viele Ballaststoffe, pflanzliches Eiweiß, Eisen und Zink: Das Pseudogetreide Canihua hat echte Power-Inhaltsstoffe! In Peru gehören die Samen der Gänsefußpflanze zu den Grundnahrungsmitteln und werden hauptsächlich zu Mehl verarbeitet. Das Beste: Canihua schmeckt fast wie Schokolade, enthält aber nur acht Gramm Fett pro 100 Gramm (Schokolade: 32 Gramm) – eine tolle Schokoalternative beim Backen. Canihua-Mehl gibt es im Reformhaus, im Bioladen und in Onlineshops.

Chicorée

Chicorée schmeckt schön bitter – und das ist gut so! Denn die Bitterstoffe, besonders das Intybin, machen den Salat so gesund: Sie regen den Stoffwechsel an und wirken positiv auf den Blutkreislauf. Die Powerstoffe bilden sich, wenn Chicorée Licht ausgesetzt ist. Trotzdem wird der Salat im Dunkeln herangezogen, denn auch wenn Intybin & Co. gut für uns sind, wäre ihr Gehalt sonst zu hoch und der Chicorée ungenießbar. Deshalb sollte man Chicorée auch nach dem Einkauf dunkel lagern und am besten noch am selben Tag verzehren.

Chili

Dieser Scharfmacher hat es in sich! Chilischoten enthalten viel Vitamin C – frisch zubereitet etwa doppelt so viel wie eine vergleichbare Menge Zitronen. Für den feurigen Kick sorgt dabei die Substanz Capsaicin. Je mehr davon enthalten ist, desto schärfer ist die Schote – und umso gesünder. Denn Capsaicin hat antioxidative, entzündungshemmende, schmerzlindernde und immunstärkenden Eigenschaften. Damit wird die rote Schote zu einer echten Allzweckwaffe – übrigens auch in Sachen Figur. Der Scharfmacher heizt dem Stoffwechsel ordentlich ein. Zum einen kurbelt er den Energieverbrauch an. Zum anderen bremst er den Insulinspiegel aus und verhindert so, dass dieser nach dem Essen in die Höhe schießt. Also: Verleihen Sie Ihrem Essen ruhig ein bisschen mehr Feuer.

Erdbeeren

Keine andere Frucht regt unsere Geschmacksnerven und unsere Fantasie so an wie die köstliche Königin der Beeren. Von der süßen Powerfrucht gibt es inzwischen weltweit mehr als 1000 Sorten, unter anderem sogar eine Albino-Beere in einem für Erdbeeren untypischem Weiß. Schon im Mittelalter wurde die Heilkraft der Beeren geschätzt. Kalium und Magnesium können das Herz stärken, natürliche Salicylsäure Gicht und Rheuma lindern und Phenolsäure Arteriosklerose vorbeugen. Bioaktive Substanzen wie Ferulasäure und Ellagsäure gelten als effektive Krebs Hemmer. Und was kaum jemand weiß: Die Früchtchen enthalten mit 62 Milligramm pro 100 Gramm mehr Vitamin C als Orangen und Zitronen. Apropos: Den alten Germanen war die Beere nicht geheuer, den mutigen Kriegern galt das Pflücken wilder Beeren als zu riskant. Dennoch überwiegen die guten Gründe zum Genießen – und das am besten möglichst schnell nach dem Kauf oder dem Pflücken.

Chia-Samen

Obwohl die Azteken sie schon vor 5000 Jahren aßen, erleben Chia-Samen bei uns erst seit Kurzem einen regelrechten Hype und werden als das neue Superfood gefeiert. Kein Wunder, denn in Chia-Samen steckt dreimal so viel Calcium wie in Milch, hinzu kommen wichtige Omega-3- und Omega-6-Fettsäuren, ein beachtlicher Gehalt am Schönheitsvitamin E, viele sättigende Ballaststoffe und insgesamt acht essenzielle Aminosäuren, die der Körper nicht selbst herstellen kann. Chia-Samen lassen sich wie Leinsamen verwenden, ins Müsli streuen, zum Backen nutzen oder in leckere Smoothies mischen. Legt man sie in Wasser, quellen die Wundersamen zu einer Art Gel auf, das sich auch zum Binden und Andicken von Drinks, Saucen und Suppen eignet.

Cranberrys

Die US -Variante der Preiselbeere ist ein Powerpaket für unsere Gesundheit – und hat einen klaren Vorteil gegenüber dem heimischen Obst: Wir erhalten Cranberrys im Winter frisch im Supermarkt, wenn sie mit ihren Wirkstoffen Vitamin C, Zink und Selen ihre volle Kraft für unser Immunsystem entfalten können. In rohem Zustand sind die roten Beeren rund und knackig – und müssen wegen ihres sauren Geschmacks kräftig gesüßt werden. Doch hierzulande konsumieren wir sie ohnehin meist als Saft, Kompott oder getrocknet. Die Beeren sind berühmt als Hausmittel gegen Blasenentzündungen. Darüber hinaus schützen sie unsere Zähne und unser Herz, lindern Menstruationsbeschwerden, Durchfall und Halsschmerzen.

Datteln
„Das süße Brot der Wüste" ist ein Energie- und Nährstoffwunder. Datteln haben einen hohen Anteil an Vitamin C und D, Vitaminen aus der B-Gruppe (beruhigen die Nerven, senken den Blutdruck), Calcium, Zink, Kupfer, Eisen und Magnesium. Ihr Kaliumgehalt (gut für Muskeln und Herz) ist fast 50 Prozent höher als bei Bananen. Sie enthalten kaum Fett, aber zu fast 70 Prozent Fructose und Glucose, was den schnellen Energieschub bringt. Datteln sind keine Dickmacher, sie fördern sogar die Verdauung. Bei uns gibt es sie meist getrocknet – so sind sie auch am nährstoffreichsten.

Dinkel
Wer clever ist, greift bei Brot, Brötchen, Gebäck, Keksen und Mehlen häufiger mal zur Dinkelvariante. Die Ägypter sollen das Getreide schon vor 8000 Jahren angebaut haben, dann führte es lange ein Schattendasein, denn jeder stürzte sich auf Weizen. Seit einiger Zeit aber ist Dinkel wieder gefragt. Zum Glück! Denn das Korn enthält deutlich mehr und höherwertiges Eiweiß als Weizen und schmeckt dabei leicht nussig. Auch der Gehalt an Eisen, Zink, Magnesium und einigen B-Vitaminen wie Niacin ist höher. Viele Ballaststoffe und ungesättigte Fettsäuren machen Dinkel außerdem zum perfekten Sattmacher. Übrigens: Grünkern (wird zum Beispiel für viele vegetarischen Fleischersatzprodukte verwendet) ist halbreif geernteter Dinkel und ebenfalls rundum gesund.

Goji-Beeren
Goji zählt zu den nährstoffreichsten Pflanzen der Welt und kann sogar bei uns im Garten angebaut werden. In China werden die Beeren seit 2000 Jahren als Heilmittel verwendet, denn die Minis liefern zum Beispiel elf wichtige Mineralstoffe, sieben Vitamine, dazu einige Spurenelemente und eine gute Portion Ballaststoffe. Vor allem aber strotzen Goji-Beeren geradezu vor wertvollen bioaktiven Pflanzenstoffen. Die wirken entzündungshemmend und zellschützend, können einen zu hohen Blutdruck regulieren und das Risiko für Herz-Kreislauf-Erkrankungen minimieren. Täglich reichen bereits 10 Gramm Trockenbeeren oder ein Schnapsglas voll mit Goji-Saft aus, um von der Kraft der Inhaltsstoffe zu profitieren.

Fenchel
Dolle Knolle: Fenchel ist einer der Stars der mediterranen Küche. Mehrere

ätherische Öle, darunter Anethon und Fenchon, verleihen dem kalorienarmen Gemüse sein charakteristisches und intensives Anisaroma. Und genau diese Öle machen Fenchel auch so wertvoll fu¨r die Gesundheit. Schon im Altertum nutzte man die Knolle als Heilpflanze und zur Behandlung diverser Krankheiten. Fenchel wirkt unter anderem krampflösend, bringt Linderung bei Erkältungserkrankungen (vor allem bei Entzündungen der Bronchien), kann Menstruationsbeschwerden lindern und wirkt beruhigend auf Magen und Darm.

Freekeh - Grünkern
Der geröstete grüne Weizen aus dem Mittleren Osten schmeckt ein bisschen wie brauner Reis, enthält aber deutlich mehr Ballaststoffe und Eiweiß. Weiteres Gesundheitsplus: Freekeh hat einen besonders niedrigen glykämischen Index (GI) und ist deshalb gut geeignet für Diabetiker. Die kleinen Körner passen zu fast allen Gerichten, in denen man sonst Reis verwendet. Vor der Zubereitung muss Freekeh für rund eine halbe Stunde in heißem Wasser eingeweicht werden.

Feldsalat
Salat ist normalerweise nicht gerade für seinen hohen Vitamingehalt bekannt. Bei Feldsalat sieht das anders aus: Die Blätter punkten mit guten Inhaltsstoffen. 35 Milligramm Vitamin C pro 100 Gramm – so viel liefert kein anderes Salatgemu¨se. Provitamin A sorgt außerdem fu¨r schöne Haut und gute Augen. Magnesium, Phosphor und Calcium stärken Knochen, Zähne und sogar die Nerven. Hinzu kommen Jod und relativ viel Eisen – so wird Feldsalat fu¨r Vegetarier und Veganer als zusätzliche Quelle für den Mineralstoff interessant. Der typisch nussige Geschmack entsteht durch Baldrianöle, die zu Hauf in den Blättern stecken. Tipp: Feldsalat sollte vorwiegend im Herbst und Winter oft auf dem Speiseplan stehen, denn von Oktober bis März läuft die Saison für frische Ware aus heimischem Freilandanbau. Das restliche Jahr über bekommt man vergleichsweise teure Importware oder aber Feldsalat aus dem Treibhaus, der mit Nitrat belastet sein kann.

Ginseng
In der traditionellen chinesischen Medizin geht ohne Ginseng nichts: Die Heilpflanze stärkt die Abwehrkräfte, fördert Konzentration und Gedächtnisleistung, wirkt gegen Müdigkeit und Schwäche und schützt vor stressbedingten Erkrankungen und Grippe. Damit nicht genug – die Wurzel soll sogar die Potenz steigern können. Kein Wunder, dass man sie auch „Kraftwurz" nennt. Wichtig: Wer unter Diabetes oder einem zu hohen Blutdruck leidet, sollte vor der Einnahme von Ginseng Präparaten mit seinem Arzt sprechen, da es zu Nebenwirkungen kommen kann.

Granatapfel
Wir geben zu: Ganz leicht ist es nicht, die kleinen roten Kerne aus einem Granatapfel herauszulösen. Aber wer sich die Mühe macht, wird mit einer geballten Portion wertvoller Inhaltsstoffe belohnt. Vitamine, Mineralstoffe und sekundäre Pflanzenstoffe (darunter bis zu 20 Polyphenole, so viel wie

in keinem anderen Lebensmittel!) wirken entzündungshemmend, antioxidativ und halten den Blutzuckerspiegel im Gleichgewicht. Bitterstoffe helfen bei Verdauungsbeschwerden. Angeblich sollen Granatäpfel sogar vor Krebs schützen können – endgültige wissenschaftliche Belege dafür stehen allerdings noch aus. Tipp: Man kann Granatäpfel auch wie Orangen auspressen und als Saft trinken. Eine Frucht ergibt circa ein Glas.

Grapefruit
Die Erfolgsstory der Grapefruit begann zufällig: Im 18. Jahrhundert kreuzten Bewohner von Barbados spontan eine Pampelmuse mit einer Orange. Knapp 300 Jahre später sind die Zitrusfrüchte weltweit für ihre gesunde Wirkung bekannt. Sie sollen zum Beispiel helfen, Diabetes vorzubeugen. Denn nach dem Verzehr der Früchte bleibt der Blutzuckerspiegel niedriger, der Körper produziert weniger Insulin. Außerdem gelten Grapefruits als Schlankmacher: Der in ihnen enthaltene Stoff Pektin reguliert den Appetit. Aber Vorsicht: Bei manchen Arzneimittel kann es mit Grapefruit zu Wechselwirkungen kommen; wer Medikamente nimmt, sollte deshalb mit seinem Arzt sprechen.

Grüner Tee
Ein Tag ohne grünen Tee? In China und Japan völlig undenkbar! Dort schwört man seit Jahrtausenden auf die Heilkräfte des herben Gebräus. Denn die Inhaltsstoffe können sich sehen lassen: Das Polyphenol Catechin unterstützt die Fettverbrennung, wirkt als Antioxidans und stärkt das Zahnfleisch. Epigallocatechin-3-Gallat (EGCG) reaktiviert abgestorbene Hautzellen und lässt den Teint erstrahlen. Der Stoff soll außerdem giftige Eiweißablagerungen im Gehirn verhindern und damit Alzheimer vorbeugen können. Wer regelmäßig grünen Tee trinkt, verringert außerdem sein Risiko für Herz-Kreislauf-Erkrankungen und stärkt mit dem ausgeklügelten Vitamin- und Mineralstoffcocktail auch noch sein Immunsystem.

Grünkohl
Auch, unter den Superfoods ist Grünkohl ein Star. Sein Nährstoffgehalt übertrifft viele andere in Sachen Vitamine, Mineralstoffe und Omega-3-Fettsäuren. Seine sekundären Pflanzenstoffe und Antioxidantien gelten als natürliche Schutzschilde gegen diverse Krankheiten, wie Diabetes, Arthritis und Schlaganfall. Übrigens: Grünkohl schmeckt nicht nur traditionell deftig mit Speck und Wurst, sondern auch in grünen Smoothies oder als Salat. Damit wird er auch für Vegetarier und Veganer wichtig, denn sein Protein- und Eisengehalt macht selbst Rindfleisch als tierischem Eisenlieferanten Konkurrenz.

Hafer
Auch, wenn Hafer im Vergleich zu Weizen und Roggen bei uns kaum angebaut wird, ist er nicht weniger wertvoll. Ganz im Gegenteil: Hafer enthält mehr Eiweiß, Calcium, Vitamin B1 und B6 als anderes Getreide. Doch am meisten zeichnet er sich durch den Inhaltsstoff Beta-Glucan aus. Der wasserlösliche Ballaststoff senkt die Cholesterin-Konzentration im Blut, indem er Wasser bindet und so eine zähflüssige Lösung bildet. Diese schützt die

Darmschleimhaut und verlangsamt den Nährstoffabbau und somit auch den Anstieg des Blutzuckerspiegels. Deshalb empfiehlt die Deutsche Gesellschaft für Ernährung (DGE), täglich 30 Gramm Haferflocken zu essen.

Hagebutten
In Hagebutten steckt jede Menge Vitamin C (1250 Milligramm pro 100 Gramm). Im Vergleich enthalten sie sogar mehr von dem wichtigen Vitamin als Zitronen. Die kleinen Früchtchen stärken also unsere Abwehrkräfte, der Farbstoff Lycopin, der ihnen ihre schöne rote Farbe gibt, soll zudem das Krebsrisiko senken können. Wer Hagebutten essen möchte, sollte vorher auf jeden Fall die kleinen Kerne im Inneren der Frucht entfernen und dabei unbedingt Einweghandschuhe tragen. Denn die Härchen in der Hagebutte lösen den Juckreiz aus, für den Hagebutten berühmt sind.

Hanfsamen
Berauschend für die Gesundheit, nicht für die Sinne! Hanfsamen wurden schon bei den alten Ägyptern und Chinesen hochgeschätzt. Die kleinen Hanfnüsschen punkten durch einen hohen Anteil essenzieller Fettsäuren und liefern große Mengen an Mineralien und Vitaminen. Die Omega-Fettsäuren stärken Herz und Hirn, Hanfsamen wirken außerdem entzündungshemmend und sind gut für Haut und Gelenke. Übrigens: In vielen Ländern wird der Samen aus der Familie der Cannabispflanzen nur sterilisiert verkauft, damit er nicht keimfähig ist und zum Hanfanbau taugt.

Heidelbeeren
Noch bis in den September hinein geht die Saison für frische Heidelbeeren. Und die tiefblauen Früchte, da sind sich die meisten Wissenschaftler einig, gehören zum Besten, was der Sommer zu bieten hat. Insbesondere die vielen Anthocyane sind es, die Heidelbeeren so gesundmachen. Die Pflanzenstoffe schützen unsere Zellen zum Beispiel vor dem schädlichen Einfluss freier Radikale – und sind so ein natürliches und vor allem besonders leckeres Anti-Aging-Mittel. Die Biostoffe sollen sogar Krebs vorbeugen können. Hinzu kommen ansehnliche Mengen von Vitaminen der B-Gruppe und eine gute Portion der Vitamine C und E. Wer regelmäßig Heidelbeeren isst, stärkt also auch sein Immunsystem. Getrocknete Heidelbeeren und Heidelbeer-blätter aus der Apotheke sind dank vieler Gerbstoffe auch ein wirksames Hausmittel gegen Durchfall, als Tee zum Gurgeln lindern sie Rachenentzündungen.

Hering
Der bekannteste aller Seefische kommt fast im gesamten Nordatlantik vor – und gilt als einer der gesundesten Fische überhaupt. Schon im Mittelalter war der Hering, auch „Silber des Meeres" genannt, heiß begehrt. Vor allem weil er zu einer bestimmten Jahreszeit schön fett – also sättigend – ist und man irgendwann entdeckte, dass man die Fische durch Einlegen in Salzlake besonders lange haltbar machen konnte. Der Schwarmfisch mit dem charakteristisch kräftigen Geschmack enthält besonders viele Omega-3-Fettsäuren, die das Risiko für Herz-Kreislauf-Erkrankungen senken und einen erhöhten Blutdruck regulieren können. Die mehrfach

ungesättigten Fettsäuren sollen außerdem vor Rheuma, Demenz, Alzheimer und Altersdepression schützen. Doch damit nicht genug: Im Hering stecken lebenswichtige Spurenelemente wie Selen (stärkt die Immunabwehr), Fluor (kräftigt Zähne und Knochen) und Jod (unterstützt die Schilddrüsenfunktion). In Sachen Vitamine sticht besonders das Vitamin D hervor, das die Einlagerung von Calcium in das Skelett fördert und so die Knochen stärkt. Überhaupt stecken bis auf Vitamin C alle wichtigen Vitamine im Hering. Übrigens: Wer Heringe immer nur als Rollmops oder Matjes isst, verpasst etwas, und zwar die volle Bandbreite der gesunden Inhaltsstoffe. Denn die meisten stecken im frischen grünen Hering. Wichtig: Da der Fisch anfällig für Parasiten ist, sollte man ihn immer schnell verzehren und vorher gut durchgaren.

Himbeeren
Kleine Beeren ganz groß: Himbeeren sind echte Gesundheitswunder! Schon im Altertum galten sie als Heilmittel, denn die in ihnen enthaltenen natürlichen Farbstoffe, Fruchtsäuren und Ballaststoffe schützen Herz und Gefäße. Importware gibt es ganzjährig, die Hauptsaison für die Powerfrüchte aber geht von Juni bis August. In dieser Zeit schmecken Himbeeren besonders aromatisch.

Hirse
Bis zu 15 Prozent Eiweiß, viele B-Vitamine, Mineralstoffe und Spurenelemente: Hirse gehört nicht nur zu den ältesten, sondern auch zu den wertvollsten Getreidesorten, die wir kennen. Für Vegetarier und Veganer sind die kleinen Körner zum Beispiel ei-ne tolle pflanzliche Quelle für blutbildendes Eisen. Kombiniert man Vitamin C dazu (z. B. ein Glas Orangensaft), kann der Körper das Eisen sogar noch besser nutzen. Haut, Haare und Nägel profitieren von der Kieselerde, die in Hirse steckt; Magnesium tut den Muskeln gut und Kalium sowie Fluor stärken die Zähne. Gut zu wissen: Hirse ist glutenfrei und deshalb auch für alle geeignet, die unter einer Glutenunverträglichkeit leiden. Wichtig: Hirse darf man nicht roh essen. Sie enthält Eiweiß schädigende Enzyme, die aber durch Kochen oder Rösten unschädlich gemacht werden.

Honig
Bienenhonig ist eines der letzten komplett natürlichen Lebensmittel. Denn laut Gesetzgeber dürfen ihm keinerlei Fremdstoffe beigemischt werden. Wer Honig kauft, kauft also 100 Prozent Natur. Klar ist aber auch: Honig besteht zu 80 Prozent aus Zucker – und sollte nicht im Übermaß genossen werden. Dennoch hat der goldene Sirup unserem normalen Haushaltszucker ein paar Dinge voraus. Er enthält neben Mineralstoffen und Vitaminen auch antibiotisch wirkende Stoffe, die bei Wunden, Entzündungen und Halsschmerzen Linderung bringen. Und auch die berühmte Milch mit Honig, die als echter Schlummertrunk gilt, hat ihre Berechtigung: Der Stoff Tryptophan aus dem Milcheiweiß fördert im Zusammenspiel mit Honig die

Produktion eines Hormons, das Entspannung und Schlaf erleichtert. Allerdings darf die Milch nicht über 40 Grad erhitzt werden, denn das zerstört wichtige Enzyme im Honig. Noch ein Tipp: Honig, der vom Deutschen Imkerbund kontrolliert wurde (man erkennt ihn an der grünen Banderole), gilt als besonders hochwertig.

Hühnerei

Hühnereier sind echte Nährstoffpakete. Sie enthalten von allen Lebensmitteln das hochwertigste Eiweiß, das unser Körper noch dazu vollständig zu körpereigenen Eiweißen umwandeln kann. Doch das ist nicht alles: Selen und Zink steigern die Immunabwehr, Vitamin A stärkt die Sehkraft, Vitamin D und Calcium die Knochen, Vitamin B12 und Eisen fördern die Blutbildung. Dass Eier den Cholesterinspiegel erhöhen, ist übrigens ein Mythos. Sie enthalten zwar viel Cholesterin, bei gesunden Menschen hat das aber, das ergaben inzwischen mehrere Studien, keinen negativen Einfluss auf den Cholesterinspiegel.

Ingwer

Die kleine Wunderwurzel lindert Schmerzen, besänftigt den Magen, schwächt Erkältungen ab und hilft gegen Reisekrankheit: Ingwer mit seinen mehr als 20 erforschten Wirkstoffen ist ein Allroundtalent in Sachen Gesundheit. Weil die scharfe Wurzel ähnlich wie Acetylsalicylsäure wirkt, wird sie in der traditionellen chinesischen Medizin (TCM) mit Erfolg bei grippalen Infekten und Fieber eingesetzt. Bei Reiseübelkeit hilft es, ein frisch geschältes Ingwerstückchen zu kauen oder einen Tee zu trinken. Vorsichtig sollten nur Schwangere sein – es können frühzeitig Wehen ausgelöst werden. Frisch passt die Knolle gut zu asiatischen Gerichten und Currys. Vorsicht nur beim Schälen: Unter der Haut sind am meisten Harze und ätherische Öle enthalten.

Joghurt

Naturjoghurt pur ist eines der gesundesten Lebensmittel, das wir kennen. Das Sauermilchprodukt ist besonders bekömmlich, enthält hochwertiges Eiweiß, jede Menge Calcium und Magnesium. Vor allem für gesunde Knochen und Zähne ist Joghurt deshalb eine gute Wahl. Ergänzt wird der Nährstoff-Mix durch große Portionen der Vitamine A und D. Die im Joghurt enthaltenen Milchsäurebakterien tun außerdem der Darmflora gut, denn schädliche Mikroben mögen ein saures Milieu im Verdauungstrakt ganz und gar nicht. Vorsicht ist jedoch angesagt bei fertigen Fruchtjoghurts und Joghurtdrinks aus dem Supermarkt. Sie enthalten meistens sehr viel Zucker und Fett, dazu können sie echte Dickmacher sein. Besser: Naturjoghurt mit frischen Früchten selber mischen.

Kaffee

Kaffee ist ungesund? Von wegen! Dem Wachmacher haftet sein Negativ-Image völlig zu Unrecht an. Denn zahlreiche wissenschaftliche Studien bestätigen inzwischen, dass regelmäßiger Kaffeekonsum sogar richtig guttut, unter anderem das Risiko für Herz-Kreislauf-Erkrankungen und Diabetes-Typ-2 senken kann. Koffein regt außerdem die Gehirntätigkeit an und wirkt leistungsfördernd – Kaffee steigert also auch die Konzentration. Noch dazu freut sich die Figur, denn der herbe Muntermacher ist kalorienfrei und wirkt dazu noch leicht appetithemmend. Der wohl größte Mythos rund um den Kaffee ist, dass er ein Flüssigkeitsräuber ist und dem Körper Wasser entzieht. Doch auch diese Behauptung ist längst widerlegt: Koffein wirkt zwar kurzfristig harntreibend, der geringe Flüssigkeitsverlust wird aber über den Tag verteilt problemlos wieder ausgeglichen.

Kakaobohnen

Viele Ballaststoffe und vor allem jede Menge bioaktive Pflanzenstoffe machen Kakao so wertvoll für unsere Gesundheit. Denn die sogenannten Flavonoide wirken entzündungshemmend, können Herzinfarkt, Schlaganfall und Arteriosklerose vorbeugen und blutdrucksenkend wirken. Reines Kakaopulver enthält außerdem die Muskeln, Zähne und Knochen aufbauenden Mineralstoffe Magnesium und Calcium sowie viele Antioxidantien, die unsere Zellen vor schädlichen Einflüssen schützen. Die organische chemische Verbindung Theobromin im Kakao wirkt zudem leicht anregend – allerdings nicht so stark wie Koffein. Wichtig: Das alles gilt für ungesüßtes Kakaopulver, das man am besten etwas süßt, da es sonst zu bitter schmeckt. Es gibt Kakaopulver in fast jedem Supermarkt, es ist aber nicht zu verwechseln mit Trinkkakaopulver, dem Zucker und Aromastoffe zugesetzt sind.

Kefir

Ein bisschen prickelt Kefir beim Trinken, und das hat dem Sauermilchprodukt den Zweitnamen „Milchchampagner" eingebracht. Woher kommt der spritzige Geschmack? Bei der Herstellung werden Milch Kefirpilze zugesetzt, die eine leichte Gärung verursachen. Der Milchzucker wird dann teils in Milchsäure, teils in Alkohol und Kohlensäure umgewandelt. Der Alkoholgehalt ist aber mit 0,1–0,6 Prozent verschwindend gering, sodass auch

Kinder Kefir bedenkenlos trinken können. Der saure Drink, der ursprünglich aus Sibirien stammt, enthält lebende Milchsäurebakterien, die für eine gesunde Darmflora und ein gut funktionierendes Immunsystem wichtig sind. Tipp: Wer auf seine Figur achtet, kauft Kefir aus fettarmer Milch, der weniger Kalorien enthält als die klassische Variante.

Kelp (Algen)
Sie haben noch nie etwas von Kelp gehört? Kein Wunder: Der braune Riesenseetang ist nämlich längst noch nicht so bekannt wie seine Algenkollegen Nori, Chlorella & Co. In Japan wird viel mit Kelp (heißt dort auch „Kombu") gekocht, ansonsten kommt der Seetang vor allem in der Naturmedizin zur Behandlung bei Mineralstoffmangel zum Einsatz. Besonders der hohe natürliche Jodgehalt macht die Alge so gesund. Jod ist besonders wichtig für eine gut funktionierende Schilddrüse. Außerdem stecken im salzig-aromatischen Kelp ordentlich Zink, die Vitamine A, C und E sowie alle wichtigen Vitamine der B-Gruppe.

Kichererbsen
Kichererbsen sind die Königinnen der Hülsenfrüchte und vor allem für Vegetarier und Veganer ein tolles Powerfood. Denn die kleinen Erbsen mit dem nussigen Geschmack sind eine wichtige Proteinquelle – mit fast 18 Gramm Proteingehalt bei 100 g. Außerdem punkten sie mit den Vitaminen A, B1, B2, B6, C und E sowie den Mineralstoffen Magnesium, Eisen und Zink. Auch für Figurbewusste und Diabetiker sind sie interessant: Mit ihren vielen Ballaststoffen und ihrem hohen Kohlenhydrat-Anteil sättigen sie lange und halten den Blutzuckerspiegel niedrig.
Quelle: http://eatsmarter.de/

Wollt Ihr mehr wissen? Dann setzt Euch mit mir in Verbindung und wir vereinbaren einen Termin.
Bei der Umsetzung Eurer Ernährungsumstellung unterstütze ich Euch gerne mit Rat und Tat.
Dazu ist es nicht unbedingt notwendig, dass Ihr zu mir in die Praxis nach Bockhorn kommt. Möglich ist eine Unterstützung auch per Mail, am Telefon, am Handy oder über Skype.
Wenn Ihr Fragen habt, dann könnt Ihr Euch gerne mit mir per E-Mail in Verbindung setzen.
gesundheits_und_ernaehrungs_trainer@arcor.de
oder weitere Informationen über meine Homepage erfahren.

Ein schönes Wochenende und viele liebe Grüße sendet Euch Katrin

9 Gesunde Lebensmittel - Teil 2
Bei diesen Lebensmitteln heißt es: unbedingt zugreifen! Denn sie sind die Superstars des Powerfoods – die 100 besten Lebensmittel der Welt. Sie stärken das Immunsystem, unterstützen den Darm, festigen das Bindegewebe und kurbeln den Kreislauf an.

Kiwi

Zwar ist die Frucht nach dem neuseeländischen Nationalsymbol, dem Laufvogel Kiwi benannt – doch eigentlich stammt sie aus China und war lange als „China-Stachelbeere" bekannt. Bereits eine große Kiwi kann den Tagesbedarf an Vitamin C decken: 80 bis 120 Milligramm des Vitamins stecken in 100 Gramm. Dabei enthalten gelbe Kiwis mehr Vitamin C, grüne mehr Ballaststoffe. Beide punkten mit reichlich B-Vitaminen und Vitamin E, den Mineralstoffen Magnesium, Phosphor, Kalium, Calcium und Eisen sowie mit Omega-3-Fettsäuren. Dabei ist die Kiwi ein Leichtgewicht – mit gerade einmal 43 Kalorien pro Frucht. Aber Vorsicht: Sie sollten nicht in rohem Zustand mit Milchprodukten vermischt werden, da diese sonst einen bitteren Geschmack annehmen.

Knoblauch

Ob Knoblauch – wie in altem Aberglauben angenommen – vor Vampiren schützt, darf bezweifelt werden. Sicher ist aber: Der Gesundheit dient die kleine Knolle auf jeden Fall. Sie enthält viele Vitamine und Mineralstoffe, unter anderem Vitamin A, B und C, sowie Kalium und Selen. Darüber hinaus wirken Sulfide (Schwefelverbindungen) – sie können Parodontose und Erkältungen entgegenwirken, den Blutdruck senken und den Köper bei der Entgiftung unterstützen. Ihre volle Wirkkraft entfalten sie vor allem, wenn der Knoblauch frisch zubereitet wird. Vorsicht: In der Mikrowelle werden fast alle Inhaltsstoffe zerstört.

Kohl

Früher als Armeleuteessen belächelt, findet Kohl heute auch in der Spitzengastronomie immer mehr Beachtung. Das Wintergemüse punktet mit viel Vitamin C – besonders Brokkoli, Rosenkohl und Rotkohl. Das sättigende Gemüse kurbelt die Verdauung an, hilft der Leber beim Entgiften und schützt die Haut. Tipp: Leicht gedünstet oder als Salat bleiben die Nährstoffe am besten erhalten.

Kokoswasser und Kokosöl

Pur, aufgelöst in Tee, zum Salat, in Cremes und Shampoos: Unter Topmodels gilt Kokosöl als Geheimwaffe für den Traumbody, für schöne Haut und glänzendes Haar. Und inzwischen beschäftigt sich auch die Wissenschaft verstärkt mit dem Öl, vor allem wegen der reichlich enthaltenen Fettsäure Laurinsäure. Die nämlich soll unter anderem das Herz-Kreislauf-System stärken und zu hohe Cholesterinwerte senken können. Allerdings: Es besteht noch Forschungsbedarf und wegen der vielen gesättigten Fettsäuren soll man den Konsum nicht übertreiben. So gut wie fettfrei ist Kokoswasser, die klare Flüssigkeit aus der grünen Kokosnuss. Der erfrischende Drink, den es auch bei uns im Supermarkt gibt, ist kalorienarm, wirkt isotonisch und liefert wertvolle Mineralstoffe.

Kombucha

Das kultige Kaltgetränk schmeckt wie eine Mischung aus Malzbier, Limo und Cidre – und es werden ihm wahre Wunderkräfte nachgesagt. Kombucha wird aus dem sogenannten Teepilz hergestellt und ist schon lange

Bestandteil der asiatischen Volksmedizin. Doch hilft es wirklich gegen alle möglichen Krankheiten? Fest steht: Seine Mikroorganismen können die Darmflora positiv beeinflussen. Wissenschaftlich ebenfalls erwiesen ist eine leicht abfu¨hrende und antibakterielle Wirkung. Dazu enthält es Vitamine, Enzyme und organische Säuren.

Ku¨mmel

Ku¨mmel gehört zu den ältesten Gewu¨rzen der Welt und kommt vor allem in Deutschland und Österreich gern in deftigen Eintöpfen und Suppen, Fleischgerichten oder beim Brotbacken zum Einsatz. Wichtigster Bestandteil in Sachen Gesundheit sind die vielen ätherischen Öle, die in den kleinen Samen stecken. Sie wirken Appetit steigernd, antibakteriell und entspannen die Verdauungsmuskulatur. Ku¨mmel macht blähende Speisen wie Sauerkraut und Kohl bekömmlicher, als Tee hilft er bei Magen-Darm-Beschwerden und regt bei stillenden Mu¨ttern die Milchbildung an.

Kürbiskernöl

Kürbiskernöl ist so kostbar, dass es zum Kochen eigentlich viel zu schade ist. Kenner verwenden es deshalb pur als i-Tüpfelchen auf der Kürbissuppe oder zu frischen Salaten. 2,5 Kilogramm Kürbiskerne benötigt man für einen Liter des dickflüssigen, nussig-aromatischen Öls, das bis heute aufwendig in zumeist kleinen Ölmühlen gepresst wird. Die beste Qualität wird kalt gepresstem Kürbiskernöl aus der österreichischen Steiermark zugesprochen. Neben reichlich Aroma stecken im „grünen Gold" aber auch viele gesunde Inhaltsstoffe: Phytosterine, Linolsäure und reichlich mehrfach ungesättigte Fettsäuren vereinen sich zu einem Power-Mix, der helfen kann, den Cholesterinspiegel zu senken und Herz-Kreislauf-Erkrankungen vorzubeugen.

Kurkuma

Wie Safran verleiht auch Kurkuma Speisen eine leuchtend gelbe Farbe – allerdings zu einem erheblich gu¨nstigeren Preis. Dabei ist das Gewu¨rz, das Bestandteil vieler Currymischungen ist, außerordentlich gesund: Ätherische Öle und das Antioxidans Curcumin können rheumatische Beschwerden lindern, Diabetes und Herzkrankheiten vorbeugen und bei neurologischen Beschwerden hilfreich sein. Auch bei Magen- und Verdauungsbeschwerden hat sich Kurkuma bewährt. Und: Forscher pru¨fen aktuell, ob es sogar vor Alzheimer schu¨tzt, wie einige Studien nahelegen.

Leinöl

Das zähflu¨ssige gelbe Öl ist einer der besten Lieferanten fu¨r hochwertige Omega-3-Fettsäuren. Bereits 100 Gramm des Öls enthalten 55 Gramm der gesunden Fettsäuren. Mit nur kleinen Mengen Leinöl lässt sich also einfach der tägliche Bedarf an Omega-3-Fettsäuren decken. Es wird aus Leinsamen gepresst und enthält die essenzielle Alpha-Linolensäure (ALA), die Herzinfarkten und Schlaganfällen vorbeugt. Zudem wirkt es entzu¨ndungshemmend und hilft, die Blutgefäße gesund zu halten. Da Leinöl leicht verderblich ist, sollte es möglichst dunkel und ku¨hl gelagert werden. Zum Kochen ist es ungeeignet, da es nicht hitzebeständig ist.

Tipp: Leinöl lässt sich hervorragend mit Quark kombinieren und bietet sich ebenso für Smoothies, Mayonnaisen oder Dressings an.

Leinsamen
Die kleinen Samen, aus denen das gesunde Leinöl gewonnen wird, sind Wunderwaffen für einen gesunden Darm: Reichlich Ballaststoffe und Eiweiß stecken in Leinsamen, dazu Quell- und Schleimstoffe, die im Darm Wasser binden und aufquellen. Das bringt die Verdauung auf Trab und kann bei Verstopfung helfen. Schon in der Antike wurden Leinsamen deshalb als Heilmittel verwendet. Wichtig: Um die volle Quellkraft der Samen nutzen zu können, sollte man geschrotete Leinsamen bevorzugen (zum Beispiel übers Müsli streuen) und dazu immer ausreichend trinken. Da Leinsamen nur maximal ein halbes Jahr haltbar sind, kauft man am besten kleinere Mengen und lagert sie trocken in einem gut verschlossenen Gefäß.

Lucuma
Lucuma-Pulver eignet sich dank des süßen Geschmacks hervorragend als Zuckerersatz für Desserts und Süßspeisen und es schmeckt als Beigabe im Joghurt, Müsli und in Smoothies. Wegen des niedrigen glykämischen Index ist das Pulver auch für Diabetiker interessant. Die goldgelbe Frucht, aus der es gewonnen wird, wächst in Ecuador, Peru und Chile und strotzt nur so vor gesunden Inhaltsstoffen: Viele Vitamine, Ballaststoffe, Mineralien und vor allem reichlich Antioxidantien stärken das Immunsystem, wirken entzündungshemmend und sorgen für eine schöne Haut.

Mandelmus
Mandeln sind viel mehr als nur weihnachtliches Beiwerk zum Backen. Das Steinobst liefert den Menschen schon seit 4000 Jahren reichlich ungesättigte Fettsäuren und Mineralstoffe wie Magnesium, Calcium und Kupfer. Dazu enthält es viel Vitamin B und E und besteht zu 19 Prozent aus hochwertigem Eiweiß. Damit stärken Mandeln die Knochen, senken den Cholesterinspiegel und schützen vor Diabetes.

Matcha
Das feine Pulver ist giftgrün, kommt aus Japan und erfreut sich hierzulande immer größerer Beliebtheit: Matcha heißt übersetzt gemahlener Tee, wird aus den edelsten Bestandteilen von handgepflückten Grünteeblättern hergestellt und ist entsprechend teuer. Er enthält nur halb so viel Koffein wie Kaffee, hat aber eine genauso belebende Wirkung. Dabei punktet der Fernost-Drink mit besonders vielen Antioxidantien und Aminosäuren, denen eine ausgleichende und beruhigende Wirkung nachgesagt wird. Da ganze Blätter verarbeitet werden, finden sich in Matcha außerdem Vitamine, Mineralien und Ballaststoffe. Laut japanischen Forschern fördert der Edeltee auch den Fettabbau im Körper – kein Wunder, dass immer mehr Hollywoodstars auf den trendigen grünen Wachmacher schwören. Zumal die in Matcha enthaltenen Catechine freie Radikale daran hindern, die Haut faltig wirken zu lassen.

Maca

In Europa noch wenig verbreitet, wird die Maca-Wurzel in den Anden seit 2000 Jahren als Heilpflanze und wegen ihrer anregenden Wirkung geschätzt. Die nahrhafte Knolle ist reich an Zucker, Stärke, Eiweiß und Mineralien. Sie soll das Immunsystem stärken, die Leistungsfähigkeit erhöhen, bei Abgeschlagenheit neue Kraft geben und sogar bei Stress die Psyche stabilisieren können. Zunehmende Bekanntheit erhält Maca vor allem als natürliches Aphrodisiakum. Maca-Knollen sollen den Hormonhaushalt regulieren können und so auch bei Wechseljahrbeschwerden hilfreich sein. Bei uns erhält man Maca über Onlineshops als Pulver, das zur Nahrungsergänzung eingesetzt werden kann.

Mineralwasser

Mineralwasser hat als Durstlöscher einen wirklich guten Ruf. Und wird diesem auch gerecht: Null Kalorien, null Zucker, dafür sind wertvolle Spurenelemente und Mineralstoffe wie Magnesium (stärkt Knochen und Muskeln), Calcium (für gesunde Zähne) und Natrium (reguliert den Wasserhaushalt des Körpers) enthalten. Sie alle kann der Körper nicht selbst bilden. Wer ausreichend, also mindestens 1,5 Liter täglich, trinkt, sichert außerdem die Sauerstoffzufuhr der Körperzellen und darf sich über einen frischen Teint freuen.

Maulbeeren

Es gibt sie in etlichen Sorten: in Rot, in Weiß oder – besonders süß und saftig – in Schwarz. Schwarze Maulbeeren erinnern an Brombeeren und insbesondere ihr Gehalt an Mineralstoffen kann sich sehen lassen: Vor allem Eisen und Zink stecken zu Hauf in den aromatischen Früchten. Hinzu kommen Magnesium, Calcium und Kalium sowie viele Antioxidantien, die freie Radikale unschädlich machen und vor frühzeitiger Hautalterung schützen können. Frisch sind Maulbeeren äußerst empfindlich und müssen sofort verarbeitet werden. Bei uns erhält man sie aber auch als Muttersaft, getrocknet, als Mus oder Gelee.

Miso

In Japan isst man Misosuppe schon zum Frühstück – es heißt, dass dies zumindest eines der vielen Gesundheitsgeheimnisse der Japaner sei. Und es könnte stimmen, denn die fermentierte Würzpaste aus Sojabohnen gilt als supergesund. Sie liefert pflanzliches Eiweiß, viel Eisen und B-Vitamine und soll Brustkrebs vorbeugen und Wechseljahrbeschwerden mildern können. Beide Effekte treten laut Experten aber vor allem ein, wenn man spätestens in der Pubertät beginnt, ausreichend Misoprodukte zu sich zu nehmen. Dennoch profitieren auch wir von der Paste. Zum Beispiel von Milchsäurebakterien, die bei der Herstellung entstehen, und die der Darmflora guttun. Misopaste gibt es in unterschiedlichen Farben: Je dunkler, desto intensiver ist das Aroma.

Meerrettich

Scharf, schärfer, Meerrettich: In der frischen Wurzel, die schon im Mittelalter als Heilpflanze angebaut wurde, stecken ätherische Öle, die den Appetit anregen und blutdrucksenkend wirken. Sogenannte Senfölglycoside wirken antibakteriell und schützen vor Bakterien und Pilzen (zum Beispiel bei Erkältungen oder einer Blasenentzündung). Auch Vitamin C, B-Vitamine und pflanzliches Eisen stecken zu Hauf in der würzigen Wunderwurzel, die laut einiger Studien dabei helfen soll, nicht nur Rheuma und Gicht, sondern sogar bestimmten Krebsarten vorzubeugen.

Moringa
Moringa ist eine der nährstoffreichsten Pflanzen überhaupt und wird gern auch als „Wunderbaum" bezeichnet. In Afrika und Asien nutzt man Moringa bereits seit Ewigkeiten – bei uns ist die Powerpflanze noch relativ unbekannt, aber immer mehr im Kommen. Denn in den Blättern, Samen und Wurzeln, die man zum Beispiel auch als Pulver oder zu feinem Öl verarbeitet kaufen kann, steckt mehr Calcium als in Milch, mehr Kalium als in Bananen, außerdem eine gute Portion Ballaststoffe, Eisen, Vitamin C, Proteine, Vitamin A und zellschützende Antioxidantien.

Möhren
Nicht nur bei Kindern sollten Möhrchen regelmäßiger Bestandteil des Speiseplans sein, denn sie enthalten viel Betacarotin (Provitamin A), das sich positiv auf unsere Sehkraft auswirken kann. Dabei gilt: Je stärker die Farbe der Karotte, desto mehr davon ist enthalten. Darüber hinaus regen Möhren die Verdauung an und ihr hoher Ballaststoffgehalt fördert das Sättigungsgefühl – gut für Figurbewusste. Sie haben hohe Anteile an Eisen, Kalium, Calcium und Folsäure, ein besonderer Gewinn für Schwangere und Babys.

Olivenöl
Ohne gutes Olivenöl geht in der mediterranen Küche nichts! Die berühmteste Zutat der Mittelmeerküche liefert insbesondere ein wichtiges Fett – die Ölsäure. Sie soll unter anderem vor Herz-Kreislauf-Erkrankungen schützen und einen erhöhten Cholesterinspiegel senken können. Phytosterine schützen außerdem die Gefäße und regulieren den Stoffwechsel. Tipp für den Einkauf: Das beste Olivenöl trägt die Bezeichnung „extra vergine" oder „natives Olivenöl extra" und stammt aus der ersten Kaltpressung.

Nüsse
Immer wieder werden viele Nüsse und auch Mandeln als Dickmacher dargestellt. Und ja, Nüsse enthalten tatsächlich relativ viel Fett. Allerdings sind das Fette, die uns richtig guttun: Einfach und mehrfach ungesättigte Fettsäuren wie die Omega-3-Fettsäuren haben regulierenden Einfluss auf zu hohe Cholesterinwerte, wirken blutdrucksenkend und schützen Herz und Gefäße. Hinzu kommen wichtige Vitamine und Proteine – Nüsse sind eine tolle Eiweißquelle für alle, die sich vegetarisch oder vegan ernähren. Außerdem gelten sie als effektives Brainfood und perfekter Bürosnack bei einem kleinen Leistungstief am Nachmittag. Tipp: ungeröstete und ungesalzene Nüsse bevorzugen, das spart unnötige Kalorien.

Parmesan

Pur, zu Pasta oder in Salat: Parmesan schmeckt eigentlich immer. Umso besser, dass der Käse, für den nur die Rohmilch von Kühen verwendet wird, auch noch gesund ist. Dank des hohen Calciumgehalts stärkt Parmesan die Knochen, das enthaltene Vitamin D fördert diesen Effekt noch. Außerdem liefert Parmesan viel Eiweiß und Eisen. Aber es kommt noch besser: Eine Studie ergab, dass der Hartkäse aus der Lombardei zu hohen Blutdruck senken kann. Bereits 30 Gramm pro Tag reichen, um eine deutliche Verbesserung zu erzielen.

Quinoa

Sieht aus wie Getreide, ist aber ein Fuchsschwanzgewächs: Das auch als Inkaweizen bekannte Korn schmeckt nussig und eignet sich als gesunde Beilage, die es in sich hat. Besonders reich an Mineralstoffen versorgt Quinoa den Körper mit allen essenziellen Aminosäuren, zusätzlich mit Mineralstoffen wie Calcium, Eisen, Kupfer und Mangan. Die Pflanze, die wie Reis gekocht wird, ist perfekt für Vegetarier, weil sie viel Eiweiß liefert. Auch Menschen, die unter Glutenunverträglichkeit leiden, dürfen unbesorgt zugreifen.

Papaya

Die auch Baummelone genannte Frucht ist ideal für Figurbewusste. Sie enthält kaum Kalorien und Fett, dafür große Mengen des Superenzyms Papain. Es hilft dabei, Eiweiß zu verdauen, die Fettverbrennung zu beschleunigen und den Darm zu reinigen. Außerdem punktet Papaya mit reichlich Kalium, das das Herz stärkt, und Vitamin C für eine starke Abwehr. Die enthaltenen Ballaststoffe können darüber hinaus den Blutdruck regulieren und den Cholesterinhaushalt ins Gleichgewicht bringen. Betacarotin und Vitamin E schützen die Augen und sollen sogar das Risiko senken können, an grünem oder grauen Star zu erkranken. Übrigens: Unreife grüne Früchte dürfen auch verzehrt werden, sie enthalten sogar noch mehr Papain als Exemplare im reifen Zustand. Mit ihrem milden Geschmack ist die Papaya optimal für Smoothies ge-eignet und schmeckt meist auch schon Kindern.

Rapsöl

Fans und Experten nennen Rapsöl auch „flüssiges Gold" und deuten so schon darauf hin, dass das Speiseöl für unsere Gesundheit ziemlich wertvoll ist. Die Zusammensetzung seiner Fettsäuren gilt als nahezu ideal: Reichlich lebenswichtige Omega-3- und Omega-6-Fettsäuren, darunter die Alpha-Linolensäure, stecken im Rapsöl. Diese Fettsäuren halten die Gefäße elastisch und schützen vor Herz-Kreislauf-Erkrankungen, wirken günstig auf die Blutfettwerte und den Blutdruck. Zum Nährstoffpaket gehören außerdem Vitamin A und E – das „Schönheitsvitamin" schützt die Zellen und kann frühzeitiger Faltenbildung vorbeugen.

Roggen

Mit der ganzen Kraft des Korns trumpft Roggen auf: Das Getreide enthält viel Eisen für die Blutbildung, daneben Kalium, Magnesium, Mangan, Zink und reichlich B-Vitamine. Ballaststoffe regen die Verdauung an und können Magenschmerzen lindern. Arabinoxylan hilft, den Blutzuckerspiegel und den ungesunden LDL-Cholesterinspiegel zu senken. Am besten erhalten sind die Stoffe in Produkten, die aus Vollkornmehl gebacken wurden. Übrigens: Wie bei Weizen- gibt es auch bei Roggenmehl diverse Typen – das hellste ist die Type 815. Hier gilt: Je höher die Zahl, desto mehr Ballaststoffe, Vitamine und Mineralien sind enthalten.

Sauerkraut

Krauts – so werden die Deutschen gern genannt. Nach Sauerkraut, das im angelsächsischen Lebensraum als deutsches Nationalgericht gilt. Dabei wurden die Weißkohlstreifen als eines der ältesten Gemüse der Welt schon im antiken Griechenland mit Milchsäurebakterien gegärt und sind heute in Osteuropa sehr beliebt. Studien zeigen, dass die Antioxidantien im Kraut das Wachstum von Krebszellen hemmen können. Darüber hinaus stärkt das Wintergemüse den Darm, enthält viel Vitamin C für ein Top-Immunsystem und ist mit 25 Kilokalorien pro 100 Gramm ein Leichtgewicht.

Rindfleisch

Der Fleischkonsum der Deutschen hat in den letzten Jahren immer wieder zu kritischen Diskussionen geführt – zu Recht. Gerade beim Fleisch gilt: Es kommt auf die richtige Menge an! Maximal 600 Gramm Fleisch- und Wurstwaren pro Woche halten Experten für empfehlenswert. Wichtig ist dabei die Auswahl der richtigen Stücke. Achten Sie generell auf fettarmes Fleisch, beim Rind sind das vor allem Filet oder Tafelspitz. Auch die Zubereitung spielt eine wichtige Rolle: Kurze Garzeiten oder schonendes Kochen sorgen dafür, dass möglichst viele der wertvollen Inhaltsstoffe erhalten bleiben. Das sind insbesondere die Mineralstoffe Eisen und Zink. Eisen ist ein wichtiger Baustein der roten Blutkörperchen, Zink erhöht die Abwehrkräfte, wirkt antioxidativ und schützt vor Rheuma. Zusätzlich enthält Fleisch Vitamin D, B-Vitamine und liefert dazu viel hochwertiges Eiweiß.

Rote Bete

Mit ihrem satten Rot bringt die Knolle richtig Farbe ins Food. Und nicht nur das: Kalorienarm und gesund ist Rote Bete außerdem – und dazu auch noch richtig lecker. Lange verpönt und lediglich in Essig eingelegt, hat die Knolle längst eine Renaissance in der Küche erlebt. Heute genießen Gourmets sie in vielen Variationen. Betanin ist dabei der Wunderstoff, der für Farbe und Vitalität sorgt. Der Stoff kann die Gefäße schützen, Leber und Kreislauf anregen und sogar die Abwehr von Krebszellen unterstützen. Eiweiß, Vitamin C, B, Kalium, Eisen und Ballaststoffe stärken zusätzlich. Und das bei 42 Kilokalorien pro 100 Gramm.

Sojamilch

Sojadrink heißt es eigentlich korrekt, denn Milch ist ein gesetzlich geschützter Begriff. Sojamilch wird aus Sojabohnen hergestellt, ist deshalb von Natur aus laktose- und auch cholesterinfrei. Sie schmeckt etwas getreidig sowie leicht süßlich und liefert neben wertvollen Pflanzenstoffen und hochwertigem Eiweiß auch viele ungesättigte Fettsäuren, die Herz und Gefäße schützen. Punkten kann Sojamilch auch mit einem hohen Gehalt an Folsäure, die besonders in der Schwangerschaft oft Mangelware ist. In Sachen Calciumgehalt kann Sojamilch nicht ganz mit Kuhmilch mithalten – inzwischen gibt es aber auch Sorten, die mit zusätzlichem Calcium angereichert sind. Tipp: ungesüßte Sojamilch bevorzugen, das spart Kalorien.

Schwarze Johannisbeeren

Volle Gesundheitskraft voraus: Schwarze Johannisbeeren haben von allen Beeren den höchsten Vitamin-C-Gehalt. Zudem liefern sie reichlich entwässerndes Kalium, das auch blutdrucksenkend wirkt. Die tiefdunkle Farbe erhalten schwarze Johannisbeeren durch einen hohen Anteil pflanzlicher Farbstoffe, den Anthocyanen. Und die haben noch ein paar tolle Nebeneffekte: Sie wirken zellschützend, entzündungshemmend und durchblutungsfördernd. Als Saft werden die dunklen Minis seit jeher als Hausmittel bei Halsentzündungen, Rheuma und entzündeten Gelenken eingesetzt. Übrigens: Eine ähnlich entzündungshemmende und antibakterielle Wirkung hat auch ein aus Johannisbeerblättern gekochter Tee.

Seitan

In Asien kennt man Seitan schon seit mehr als 1000 Jahren – und seit fleischlose Ernährungsformen auch bei uns immer mehr im Trend liegen, wird der pflanzliche Fleischersatz aus Weizen auch hierzulande immer populärer. Seitan erinnert von der Konsistenz stark an Fleisch und ist eine hervorragende Eiweißquelle: Mit einem Proteingehalt von fast 30 Prozent schlägt er sogar jedes Rindersteak. Zudem ist Seitan cholesterinfrei und enthält so gut wie kein Fett. Perfekt also auch für alle, die auf ihre Figur achten. Einzig wer unter einer Glutenunverträglichkeit leidet, muss passen. Denn da Seitan aus Weizen hergestellt wird, enthält er das Klebereiweiß.

Shiitakepilz

Mittlerweile ist er einer der beliebtesten Speisepilze der Welt – und das aus gutem Grund. Der Shiitakepilz schmeckt nicht nur besonders aromatisch, er wird in Fernost seit Tausenden von Jahren als Heilpilz geschätzt. Was schon die alten chinesischen Ärzte wussten, bestätigt sich durch moderne Forschung: Der Edelpilz enthält viele wertvolle Inhaltsstoffe, die insbesondere die Immunabwehr des Körpers stärken und ihm dabei helfen,

Infekte zu überwinden und ihnen vorzubeugen. Zudem hat der kalorien-arme Pilz einen hohen Eiweißanteil und glänzt mit den Vitaminen B12 und D.

Spargel

Mit nicht einmal 20 Kilokalorien pro 100 Gramm ist Spargel ein echtes Schlank-Food. Und ein gesunder Genuss noch dazu: Asparaginsäure und Kalium wirken blutreinigend, fördern die Ausschwemmung von Giftstoffen, kurbeln den Stoffwechsel an und unterstützen die Funktion von Niere, Lunge und Leber. Zudem stecken Folsäure, Magnesium, Eisen, Zink, Mangan und reichlich bioaktive Pflanzenstoffe in den knackigen Stangen, die man am besten nur kurz kocht oder dünstet, damit sie Biss und alle wertvollen Nährstoffe behalten. Weltweit forschen Wissenschaftler an weiteren Wirkungen des königlichen Gemüses. So deuten einige Studien bereits darauf hin, dass Spargel bei Erschöpfung neue Energie bringt, das Krebsrisiko reduzieren und vor Herzkrankheiten schützen kann.

Sumach

Schon in der Antike nutzte man Sumach nicht nur als Gewürz, sondern vor allem als Heilmittel. Es wirkt verdauungsfördernd, dank vieler Gerbstoffe lindernd bei Blähungen und macht fettige Gerichte bekömmlicher. Das fruchtige und leicht säuerliche Aroma passt hervorragend zu Lamm, Huhn und Fisch. Für das Gewürz werden die reifen Früchte des Sumachbaums in der Sonne getrocknet und dann zu einem Pulver zerstoßen. Kocht man Sumach in Wasser auf, kann man den säuerlichen Extrakt auch als milden Essigersatz verwenden.

Süßkartoffeln

Lange galten sie als Exoten – inzwischen findet man Süßkartoffeln in fast jedem Supermarkt. Und es lohnt sich, die Bataten, wie man sie auch nennt, häufiger mal auf den Speiseplan zu setzen. Sie sind so gut wie fettfrei und bieten einen wirksamen Mix aus Carotinoiden und Anthocyanen. Die sekundären Pflanzenstoffe wirken antioxidativ und somit zellschützend. Gut zu wissen: Je farbintensiver das Fruchtfleisch der Süßkartoffeln, desto mehr der gesunden Inhaltsstoffe stecken drin. Auch an Mineralstoffen und Spurenelementen mangelt es Süßkartoffeln nicht: Die Knollen liefern unter anderem Folsäure, Kalium, Mangan, Kupfer und Eisen sowie die Vitamine C, B2, B6, E und H (Biotin).

Teff

Haben Sie schon von Teff gehört? Die Zwerghirse wird gerade internatio-
nal als neues Superfood gefeiert. Dabei verwendet man Teff in seiner Hei-
mat Äthiopien seit Jahrtausenden – meist zu Mehl gemahlen. Rund 14
Prozent Eiweiß stecken in der glutenfreien Hirseart, die sich damit bestens
für alle eignet, die unter Zöliakie (Glutenunverträglichkeit) leiden. Hinzu
kommen reichlich Kieselerde für starke Nägel und schöne Haare, pflanzliches Eisen und sättigende Ballaststoffe. Teff schmeckt nussig und leicht
süß und man kann es als Korn, Flocken oder Mehl kaufen.

Tofu

In Asien wird Tofu in vielen Gerichten mit Fleisch oder Meeresfrüchten
kombiniert. Bei uns hingegen ist das Produkt aus Sojabohnen der unange-
fochtene Star der fleischlosen Küche. Und ob klassisch als Naturtofu, als
etwas weicherer Seidentofu oder auch geräuchert: Tofu punktet vor allem
durch einen hohen Eiweißanteil. Das Sojaprotein enthält alle essenziellen
(also lebenswichtigen) Aminosäuren und ist vom Körper besser zu verwer-
ten als jedes andere pflanzliche Eiweiß. Zudem soll es die LDL-Choleste-
rinwerte senken und vor Herz-Kreislauf-Erkrankungen schützen. Mit nur
85 Kilokalorien pro 100 Gramm ist Tofu noch dazu besonders figurfreund-
lich. Einige Studien legen nahe, dass Tofu durch seinen Anteil an Isoflavo-
nen (Phytoöstrogenen) vor Brustkrebs schützen kann. Allerdings sind
diese Schlussfolgerungen wissenschaftlich umstritten.

Tomaten

Mit nur 17 Kilokalorien pro 100 Gramm sind Tomaten echte Leichtge-
wichte und sollten oft auf dem Speiseplan stehen. Besonders interessant
für unsere Gesundheit ist der Stoff Lycopin, der roten Tomaten ihre Farbe
verleiht: Das Carotinoid schützt vor Herzerkrankungen, wirkt antioxidativ,
reduziert das Arterioskleroserisiko und soll – wie auch andere sekundäre
Pflanzenstoffe – sogar vor Krebs schützen können. Hinzu kommen Mineralstoffe, allen voran Kalium, das regulierend auf den Blutdruck wirkt.

Wildlachs

Zweimal die Woche sollte Fisch auf den Teller, raten Experten. Wildlachs
ist da eine besonders gute Wahl. Er ist zwar fettreich, aber gleichzeitig gesund. Lachsöl enthält die Omega-3-Fettsäuren DHA und EPA. Sie können
Herz und Gefäße schützen, das Gehirn stärken und stimmungsaufhellend
und entzündungshemmend wirken. Außerdem enthält Lachs hohe Anteile
an Jod und den fettlöslichen Vitaminen A und D. Auch in der Küche ist er
ein Multitalent, schmeckt gegrillt, gebraten, geräuchert und gedämpft.
Tipp: Bevorzugen Sie Fisch mit dem MSC-Siegel (Marine Stewardship
Council), das eine nachhaltige Fischerei kennzeichnet.

Trockenobst

Ein bisschen haftet ihnen immer noch das Öko-Image an, dabei sind Tro-
ckenfru¨chte eine clevere Wahl für alle, die auf eine gesunde Ernährung

achten. Sie peppen jedes Müsli auf und sind die perfekte Alternative zu Schokolade, wenn die Lust auf Süßes zu groß wird. Zwar stecken in den getrockneten oder gedörrten Früchten etwas weniger Vitamine als in ihren frischen Verwandten, dafür liefern sie ordentlich sekundäre Pflanzenstoffe und Mineralstoffe wie Calcium, Magnesium und Kalium. Fruchtsäuren, Gerb- und Bitterstoffe kurbeln den Stoffwechsel an und Ballaststoffe bringen eine träge Verdauung in Schwung. Trockenpflaumen werden deshalb seit jeher als Hausmittel bei Verstopfung empfohlen. Tipp: Bevorzugen Sie ungeschwefelte (Bio-)Produkte. Geschwefeltes Trockenobst kann bei empfindlichen Menschen Kopfschmerzen und Übelkeit verursachen.

Vollkorn
Die besten Inhaltsstoffe des Getreides stecken in den Randschichten der Körner sowie im Keimling. Für Vollkornprodukte wird deshalb das ganze Korn von Roggen, Dinkel, Weizen & Co. verarbeitet. So bleiben deutlich mehr Biostoffe und lange sättigende Ballaststoffe erhalten als in Weißmehl. Wer regelmäßig zu Vollkornprodukten greift, reduziert unter anderem sein Risiko für Diabetes und Schlaganfälle, für Herzkrankheiten und Darmkrebs. Übrigens: Vollkornbrot und -brötchen müssen zu mindestens 90 Prozent aus Vollkornmehl gebacken sein – nur dann dürfen sie auch mit „Vollkorn" ausgezeichnet werden. Fantasienamen deuten darauf hin, dass kein oder nicht genug Vollkornmehl verwendet, sondern der Teig zum Beispiel mit Malz dunkler gefärbt wurde.

Weizengras
Wir geben zu: Weizengras ist nicht besonders lecker. Es ist ziemlich herb und schmeckt tatsächlich etwas grasig – aber es gilt eben auch als verdammt gesund. Denn die jungen Weizentriebe enthalten viele Antioxidantien, Chlorophyll, Mineralstoffe, Vitamine, Enzyme und auch Eiweiß. Wissenschaftler entdeckten im Weizengras zudem den Stoff Lutein: Eng verwandt mit Betacarotin schützt er vor freien Radikalen und stärkt die Sehkraft. Am besten trinkt man Weizengras frisch gepresst und in Smoothies oder frische Säfte eingerührt. Man kann es aber auch pur als gesunden „Shot" zwischendurch genießen – und so im Winter sein Immunsystem stärken.

Wildreis
Wildreis hat – auch wenn der Name anderes vermuten lässt – mit herkömmlichem Reis nicht viel zu tun, sondern ist der Samen eines Süßwassergrases („Zizania aqua-tica"), das hauptsächlich in Kanada und Nordamerika wächst. Die eigentlich grünen Samen werden nach der Ernte getrocknet und geröstet, färben sich dann tiefbraun bis schwarz und enthalten besonders viel hochwertiges Eiweiß. Vor allem die essenziellen Aminosäuren Lysin, Arginin, Phenylalanin, Isoleucin, Valin und Methionin sind reichlich enthalten. Hinzu kommen die mehrfach ungesättigte Fettsäure Linolensäure, Folsäure sowie Zink, Magnesium, Kalium, Kupfer, Phosphor und die Vitamine B2 und B6. Da der Anbau und auch die Ernte aufwendig sind, ist Wildreis etwas teurer als herkömmlicher Reis. Er schmeckt kräftig nussig und sowohl pur als auch im Mix mit Langkornreis. Tipp: Wildreis

muss 45–50 Minuten kochen. Weicht man die Körner vorher mehrere Stunden in Wasser ein, reduziert sich die Zeit jedoch deutlich.

Wu-Wei-Zi-Beere
„Wu Wei Zi" ist chinesisch und bedeutet „Frucht der fünf Geschmacksrichtungen". Und tatsächlich: Die kleinen Beeren vereinen fünf Geschmacksempfindungen gleichzeitig: süß, sauer, salzig, bitter und scharf. In Asien gilt die Pflanze als Lebenselixier und Stärkungsmittel, bei uns kann man sie für den eigenen Garten auch unter dem Namen „Vitalbaum" kaufen. Wu-Wei-Zi Beeren sind reich an bioaktiven Pflanzenstoffen und wirken unter anderem durchblutungsfördernd und schützen die Leber. Die getrockneten Beeren, Stiele und Blätter kann man zu einem regenerierenden Tee aufkochen, zudem gibt es Wu-Wei-Zi auch als Saft und Konfitüre. In der traditionellen chinesischen Medizin wird die Pflanze zum Beispiel auch bei Erkältungen, Schlaflosigkeit und Diabetes eingesetzt.

Ysop
Ysop (heißt auch Essigkraut) gehört zu den gesündesten Kräutern überhaupt – ist aber bei uns noch recht unbekannt. Dabei nutzte man die Pflanze schon im Altertum als Heilmittel. Vor allem die vielen Bitterstoffe und ätherischen Öle machen Ysop so wertvoll für unsere Gesundheit: Es wirkt unter anderem appetitanregend, entzündungshemmend, blutreinigend und krampflösend. Aufgebrüht als Tee hilft Ysopkraut (gibt es in der Apotheke) gegen Husten und Halsschmerzen und bringt eine träge Verdauung in Schwung. Wichtig: Den Tee nicht zu stark dosieren, sonst kehrt sich die Wirkung um!

Zimt
Zimt gilt als wärmendes und aphrodisierendes Gewürz, das den Stoffwechsel ankurbelt und – das legen unterschiedliche Studien nahe – auch erhöhte Cholesterin- und Blutzuckerwerte ausgleichen kann. Zimt wirkt außerdem krampflösend und antibakteriell. Allerdings sollte man vom natürlichen Zimt-Aromastoff Cumarin keine Unmengen konsumieren. Einkaufstipp: Echter Ceylon-Zimt enthält deutlich weniger Cumarin als günstigere Cassia-Zimt.

Zitronen
Der Klassiker unter den Zitrusfrüchten ist ein Garant für den Aufbau eines funktionierenden Immunsystems und hilft bei der Abwehr von Erkältungskrankheiten. Auch wenn es Früchte gibt, die mehr Vitamin C enthalten (z. B. Hagebutten, Acerola): Mit gut 50 Milligramm pro 100 Gramm sind Zitronen eine gute Wahl – und im Vergleich zu einigen exotischen Vitaminbomben immer einfach und überall zu bekommen. Vitamin C kann übrigens noch mehr, als nur die Abwehr zu stärken: Es wirkt antibakteriell und antioxidativ, strafft das Bindegewebe, stärkt das Zahnfleisch und fördert die Eisenaufnahme im Körper. Wer sauer nicht so lustig findet: Gute Portionen Vitamin C stecken zum Beispiel auch in Paprika, Johannisbeeren und Kiwi.

Zwiebeln
Dolle Knolle: Ohne Zwiebeln geht bei uns in der Küche fast nichts. Kein
Wunder, schmecken sie doch gedünstet, gebraten, gegrillt, gebacken oder
roh. Etwa sieben Kilo verzehrt der Durchschnittsdeutsche im Jahr von dem
gesunden Gemüse. Zwiebeln wirken antibiotisch, sind bewährt bei Erkältungen und Ohrenentzündungen. Ihre Schwefelverbindungen können das
Risiko für einen Herzinfarkt reduzieren. Sie lindern Insektenstiche, kurbeln
die Fettverbrennung an und stärken den Darm. Übrigens: Rote Zwiebeln
sind noch gesünder als die gelben oder weißen.
Quelle: http://eatsmarter.de/

Wollt Ihr mehr wissen? Dann setzt Euch mit mir in Verbindung und wir
vereinbaren einen Termin.
Bei der Umsetzung Eurer Ernährungsumstellung unterstütze ich Euch
gerne mit Rat und Tat.
Dazu ist es nicht unbedingt notwendig, dass Ihr zu mir in die Praxis nach
Bockhorn kommt. Möglich ist eine Unterstützung auch per Mail, am Telefon, am Handy oder über Skype.
Wenn Ihr Fragen habt, dann könnt Ihr Euch gerne mit mir per E-Mail in
Verbindung setzen.
gesundheits_und_ernaehrungs_trainer@arcor.de
oder weitere Informationen über meine Homepage erfahren.

Ein schönes Wochenende und viele liebe Grüße sendet Euch Katrin

10 Meine leichte Sommerküche Teil 1

Trinken im Sommer
Meine Empfehlung zur Herstellung von leichten Sommerdrinks Contigo
Trinkflasche
Zwei Limetten und/oder Zitronen (bitte Bioqualität) auspressen, den Saft
in die Kanne geben, die Schalen kleinschneiden, in den Sieb-Einsatz geben
und das Ganze mit Wasser auffüllen. Süßen nach Belieben, wobei ich das
Limetten- bzw. Zitronenwasser pur trinke, da es wunderbar erfrischt und
den Durst löscht. Dies ist mein Sommerfavorit!

Warum Limetten- und/oder Zitronensaft?
Limetten- und/oder Zitronensaft versorgt unseren Körper mit lebenswich-
tiger Flüssigkeit und gleichzeitig mit einer leichten, aber hochwertigen,
weil gut bioverfügbaren Mineralisierung. Die Gesundheit des Verdauungs-
systems wird verbessert. Das Immunsystem wird gestärkt. Die Nieren
werden gereinigt. Durch seine entgiftende und entsäuernde Wirkung werden unter anderem die Gelenke geschützt. Limetten- und/oder Zitronensaft heilt Schleimhäute, hilft beim Fettabbau und macht eine schöne Haut.
"last but not least" Es schmeckt sehr gut, dadurch fällt es viel leichter,
Flüssigkeit im ausreichender Form zu sich zu nehmen. Besonders jetzt, wo
es so warm ist.

Müsli Frühstück
Je eine Handvoll Dinkel und Hafer flocken dazu nehme ich meine KoMo

Duett 200 Kombimühle von
PGS
Frisches Obst und/oder über Nacht eingeweichte Trockenfrüchte
Zum Süssen nehme ich Agavendicksaft, Ahornsirup oder Stevia
Nach Geschmack Nüsse, Mandeln, Cashewkerne, Sonnenblumenkerne,
Kürbiskerne usw. hinzugeben

TIPP: Nüsse, Mandeln, Cashewkerne, Sonnenblumenkerne, Kürbiskerne
usw. die Ihr frisch verwendet wollt, solltet Ihr über Nacht in einem Hafer-,
Dinkel- oder Reisdrink einweichen. Sie werden dadurch bekömmlicher. Die
Einweichflüssigkeit nicht wegschütten, sondern einfach im Müsli mitverar-
beiten.

Alles zusammen mit Hafer-, Dinkel- oder Reisdrink auffüllen und dann –
Lasst es Euch schmecken!

Der kleine Hunger zwischendurch
Es ist jetzt die Zeit der Melonen. Es gibt ca. 150 bekannte Arten.
Am Montag war ich einkaufen und fand eine Jimbeer-Melone. Während
meiner Fahrt nach Hause, machte sich bei mir m Auto ein Erdbeerduft
breit. Ich habe mich darüber gewundert, denn ich hatte keine Erdbeeren
gekauft. Nach dem Auspacken meines Einkaufs roch die ganze Küche nach
Erdbeeren. Die Jimbeer-Melone verströmte diesen Duft. Meine Neugier
war geweckt und ich bereitete mir die Melone zu. Ihr Fleisch ist tief gelb
und der Geschmack saftig und süß. Einfach lecker!

Wusstet Ihr wie gesund Melonen sind?
Sie bestehen zu 90 % aus Wasser und können in großen Mengen gegessen werden.

Die Melone nicht nur als Fettkiller
Für diese Fettkiller-Eigenschaft ist die Aminosäure Citrullin. Citrullin ist in
konzentrierter Form in Wassermelonen enthalten. Citrullin wird vom Körper in die Aminosäure Arginin umgewandelt. Die Aminosäure Arginin hat
großen Einfluss auf den Stoffwechsel. Arginin hat etwas gegen die An-
sammlung von Fett in den Körperzellen. Daher wirkt es dem Übergewicht
und auch dem Typ-2-Diabetes entgegen. Ausserdem reguliert die Aminosäure den Cholesterinspiegel und soll gegen Bluthochdruck helfen.

Die Aminosäure Citrullin, die in der Wassermelone so reichlich enthalten
ist, hat eine gefäßerweiternde Wirkung und fördert die Fließgeschwindig-
keit des Blutes. Durch die Umwandlung in die Aminosäure Arginin hat sie
eine gefäßerweiternde Wirkung.

Nährwertangaben
Zum Beispiel die Wassermelone
100 Gramm haben 30 Kalorien
Cholesterin 0 mg
Natrium 1 mg

Kalium 140 mg
Calcium 7 mg
Magnesium 10 mg
Phosphat 10 mg
Eisen 0,2 mg
Zink 0,1 mg
Kohlenhydrate 8 g
Ballaststoffe 0,4 g
Zucker 6 g
Protein 0,6 g
Beta-Carotin 245 µg
Vitamin E 0,1 mg
Vitamin B1 0,04 mg
Vitamin B2 0,05 mg
Vitamin B6 0,07 mg
Folsäure 5 mg
Vitamin C 6 mg

Anregungen
Eine Melone könnt Ihr als Snack verzehren
Die Kerne der Melone können getrocknet, geröstet und gesalzen werden
Eine Melone in kleine Stücke geschnitten ist super lecker in einem Glas
Prosecco
Ihr könnt sie auch pürieren und Eurem Smoothies hinzugeben
In einem frischen Sommersalat macht sich die Melone auch sehr gut
Eine Melone in dünne Scheiben schneiden und mit dünnen Scheiben Avo-
cado belegen und als gesunden Snack verzehren
Diese Frucht passt auch wunderbar in das Frühstücksmüsli

Leichtes Mittagessen
Wer steht schon gerne in der Küche und kocht, wenn draußen die Sonne
scheint und es schön warm ist. Da habe ich einen Tipp für Euch, bei mir
gab es heute Frühlingsrollen mit Gemüse gefüllt. Nicht irgendeine Früh-
lingsrolle aus der Tiefkühltruhe, nein – nicht mit mir. Schaut mal unter
dem folgenden Link nach:
Soja-Farm Sie schmecken super-lecker!

Ich habe diese Frühlingsrollen bestellt, innerhalb von zwei Tagen waren
sie da und wurden sofort von mir in den Backofen zum Aufbacken gegeben und verzehrt! Super Lecker – nicht mit den Tiefkühl- Frühlingsrollen
zu vergleichen. Als Dip könnt Ihr Sojasauce verwenden, einfach die Frühlingsrollen in ein Schälchen mit Sojasauce tunken.
Dazu einen frischen bunten Salat. Lasst es Euch schmecken!

TIPP: Die Frühlingsrollen braucht Ihr nicht frittieren. Im Backofen bei 150
Grad werden sie sehr knusprig. Ihr könnt gleich mehrere Frühlingsrollen

aufbacken, denn die schmecken kalt ebenso lecker, wie frisch aus dem Backofen.

TIPP: Frischen Salat vor dem Hauptgang verzehren, macht ihn leichter und schneller verdaulich. Ausserdem empfehle ich frischen Blattsalat nicht abends zu verzehren, da er dann die ganze Nacht im Magen liegt und anfängt zu gären. Da brauchen wir uns nicht zu wundern, wenn wir Bauchschmerzen bekommen und der Schlaf unruhig wird.

<u>Nudeln von der Soja-Farm</u> Dort gibt es auch sehr leckere Nudeln, mit einem hohen Anteil an Protein, super geeignet für die nicht Fleisch essende Fraktion unter uns. Selbst für Kinder super geeignet – Tun wir uns doch einfach mal etwas Gutes!

Leichtes Abendbrot
Wie wäre es mit Tofu von der Soja-Farm, die ich hier versuche Euch schmackhaft zu machen?
Schaut mal unter diesem Link nach: <u>Tofu-Spezialitäten</u>

Die verschiedenen Tofu-Sorten sind auch sehr lecker und sehr zu empfehlen, da der Tofu auf die ursprüngliche Art und Weise hergestellt wird.
NICHT INDUSTRIELL – OHNE MASCHINEN!

Dort findet Ihr Tofu in vielen Variationen. Die kommen vakuumverpackt zu Euch nach Hause, so dass Ihr immer einen Vorrat in Eurem Kühlschrank habt.
Soll es kein Tofu sein, dann esse ich gerne Fisch oder Geflügel zum Abend. Leicht verdaulich, lecker und gesund. Den Fisch und das Geflügel gare ich gerne mit vielen frischen Kräutern. Da braucht Ihr kaum Salz oder sonstige Geschmacksverstärker (sind eh ungesund). Oder Ihr dünstet dazu frisches Gemüse der Saison.

Hört sich das nicht alles lecker an? Kaum Zeitaufwand und trotzdem LEICHT und GESUND! Probiert es aus. Über ein Feedback über Eure Erfahrungen würde ich mich freuen!

Schaut mal auf meiner Homepage unter <u>Interessante-Links</u> nach, dort gibt es weitere tolle Infos, nicht nur zum Thema Leichte Sommerküche.

Wollt Ihr mehr wissen? Dann setzt Euch mit mir in Verbindung und wir vereinbaren einen Termin.
Bei der Umsetzung Eurer Ernährungsumstellung unterstütze ich Euch gerne mit Rat und Tat.
Dazu ist es nicht unbedingt notwendig, dass Ihr zu mir in die Praxis nach Bockhorn kommt. Möglich ist eine Unterstützung auch per Mail, am Telefon, am Handy oder über Skype.
Wenn Ihr Fragen habt, dann könnt Ihr Euch gerne mit mir per E-Mail in Verbindung setzen.

gesundheits_und_ernaehrungs_trainer@arcor.de
oder weitere Informationen über meine Homepage erfahren.

Ein schönes Wochenende und viele liebe Grüße sendet Euch Katrin

Gemüsesuppe

aus saisonalem, frischem Gemüse und frischen Kräutern aus meiner Region und vor allem aus meinem Garten.

Markknochen und den Abschnitt vom Putzen des frischen Gemüses aufkochen, 1 Esslöffel Fett zugeben und bei kleiner Flamme schön langsam ca. 1,5-2 Stunden vor sich hin Simmern lassen. In der Zwischenzeit das Gemüse fein hobeln, dadurch verkürzt Ihr den Garvorgang um ein Vieles an Zeit.

Nach 1,5-2 Stunden nehmt Ihr den Topf mit dem Gemüsesud und gießt alles durch ein feines Haarsieb ausgelegt mit einem Küchentuch, die Brühe auffangen!

Nach dem Klären der Brühe bringt Ihr diese wieder zum Kochen und dann kommen Meersalz und mein Kurkumagewürzmischung dazu, das gehobelte Gemüse in die Brühe, sobald die Brühe wieder kocht, müsst Ihr die Brühe vom der Kochplatte nehmen – Deckel auf den Topf und das Gemüse garziehen lassen. Ganz zum Schluss kommen die gewaschenen und fein gehackten Kräuter in den Gemüseeintopf und noch einmal 5 Minuten ziehen lassen.

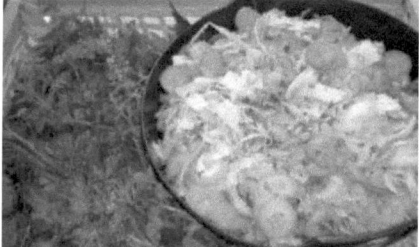

Die frischen Kräuter und das frisch gehobelte Gemüse

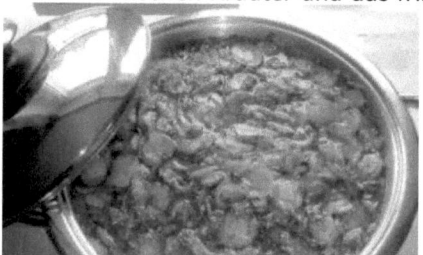

Der fertige Gemüseeintopf

Folgende Gemüsesorten habe ich verwendet:
Karotten mit Grün, Kohlrabi mit Grün, Staudensellerie und Zwiebeln

Folgende Gemüsesorten habe ich verwendet:
Petersilie, Oregano, Basilikum, Maggikraut, Majoran, Portulak, das Grün der Karotten, des Kohlrabis und das Grün der Zwiebeln

Wir Ihr seht, ist der Topf reichlich befüllt. Kalorien zählen? Könnt Ihr Euch sparen! Zulangen ohne Reue!
Das fertige Gemüse könnt Ihr auch in eine Aufflaufform geben, ein schönes Fischfilet darauf und dann für 20 Minuten ab in den Backofen bei 150 Grad Umluft. Kalorienarm, schnell zubereitet, gesund und lecker! Alle Rezepte in meinem Blog, habe ich ausprobiert.

TIPP:
Für das Garziehen von meinem Gemüse, eignen sich meine AMC-Töpfe sehr gut. Nicht nur für Eintöpfe.... ich bin begeißtert von meinen AMC-Töpfen und AMC - Pfannen. Sie passen super zu meiner vollwertigen, regionalen und saisonalen Küche. Gesund und lecker, so soll es sein. Der Akkutherm-Boden hält die Temperatur sehr lange konstant hoch, es brodelt nicht mehr im Topf und so wird das Essen schonend gegart, ohne Stromkosten!

"Liebe geht bekanntlich durch den Magen. Kochen ist darum weit mehr als die Zubereitung von Nahrung. Für viele Menschen ist Kochen eine Leidenschaft, mit der man Familie und Freunde verwöhnt und Beziehungen pflegt. Wer das in Vollendung zelebrieren will, für den kommen nur die feinsten Zutaten infrage. Und die beginnen beim richtigen Kochgeschirr – von AMC. Denn es besticht mit überragender Qualität, einzigartigem Design und seiner Vielseitigkeit. AMC Kochgeschirr eignet sich für alle Herdarten, ist leicht zu pflegen und zu reinigen. Kochen mit AMC ist ein Genuss und macht Freude: Weil es so einfach ist und weil jede Speise gelingt.

Drei perfekt aufeinander abgestimmte, im Topf oder in der Pfanne eingebaute Elemente garantieren, dass jedes Essen gelingt. Alles, was im Topf passiert, haben Sie jederzeit unter Kontrolle. Das Essen wird bei optimaler Temperatur nach der AMC Methode zubereitet, damit nichts anbrennen oder misslingen kann. Wie das funktioniert? – Folgendermaßen: Der Akkutherm-Boden ermöglicht eine sehr rasche Aufnahme und Verteilung der Hitze. Der Temperaturmesser Sensotherm misst die Hitze im Topfinneren. Diese wird durch die Temperaturanzeige, dem Visiotherm, jederzeit präzise angegeben."
Quelle: http://www.amc.info/de-de/produkte/kochen-mit-amc/

Solltet Ihr Interesse an AMC - Töpfen und AMC - Pfannen haben, dann lasst es mich wissen. Ich kann Euch da sehr gut weiterhelfen!
Ich bin von diesem Produkte begeißtert. Diese Begeißterung würde ich gerne mit Euch teilen.

Tofu – Avocado – Dip
250 gr. Tofu
1 Avocado
ca. 1 Glas Limetten- oder Zitronenwasser
Alles pürieren bis es die Konsistenz von Mayonnaise hat
Kurkuma und Ingwerstück fein raspeln

Chilischote, Knoblauch und 1 Zwiebeln klein schneiden
Curry, Pfeffer, Meersalz und ein wenig Agavendicksaft, Ahornsirup oder
Stevia
Alles in den Grund-Dip geben und alles zusammen noch einmal ordentlich
pürieren – Fertig ist der Dip

Tofu – Avocado – Dip mit Tomaten
250 gr. Tofu
1 Avocado
ca. 1/2 Glas Limetten- oder Zitronenwasser
alles pürieren bis es die Konsistenz einer festen Creme hat
3 Tomaten vierteln
Kurkuma und Ingwerstück fein raspeln
Chilischote, Knoblauch und 1 Zwiebeln klein schneiden
Curry, Pfeffer, Meersalz und ein wenig Agavendicksaft, Ahornsirup oder
Stevia
Alles in die Grund Dip geben und alles zusammen noch einmal ordentlich
pürieren – Fertig ist der Dip

Tofu – Kräuter - Dip
Tofu mit Flüssigkeit (Milch, Wasser, Limetten- und/oder Zitronenwasser,
Hafer-, Dinkel- oder Reismilch) cremig pürieren. Frische Kräuter waschen,
putzen und grob zerkleinern. Pfeffer, Meersalz und ein wenig Agavendicksaft, Ahornsirup oder Stevia dazu und alles zusammen noch einmal
pürieren – Fertig ist auch dieser Dip, oder Ihr nehmt den Dip und gebt ihn
in ein feines Haarsieb ausgelegt mit einem Küchentuch oder einem Mulltuch. Dann schlagt Ihr das Tuch über der Masse im Haarsieb zusammen,
beschwert es mit einem Gewicht (z.B.: Stein) und lasst das Ganze 24
Stunden stehen und schon habt Ihr einen leckeren Tofu-Kräuter-Käse.

TIPP
Zum Dippen mit frisch gebackenem Brot
Zum Dippen mit frischem Gemüse und Gemüsechips
Zum Grillen statt der sonst üblichen Fertigsossen

Tofu – Bolognese
Tofu mit einer Gabel zerbröseln.
Curry in einer heißen Pfanne oder Topf anbraten, ohne Fett dann erst ei-
nen Esslöffel Fett in die Pfanne oder in den Topf geben, den zerbröselten
Tofu hinzugeben und kräftig anbraten. Mit 10 pürierten Tomaten oder zwei
Dosen Tomaten ablöschen. Noch einmal aufkochen.

Kurkuma und Ingwerstück fein raspeln.
Chilischote, Knoblauch und 1 Zwiebeln sehr fein zerkleinern.
Paprika, Pfeffer, Meersalz und wenn Ihr habt ein wenig frischen Meerrettich und so vorhanden frische Kräuter (waschen, putzen, zerkleinern) dazugeben. Alle Zutaten in die in die heiße Pfanne geben und sofort von der
Herdplatte nehmen. Jetzt den Deckel auf die Pfanne und alles 15-20 Minuten garziehen lassen.

Wie wäre es mit einem leichten Sommerkuchen?
Für den Boden braucht Ihr:
ca. 200 gr. Kokosraspeln
ca. 250 gr. Datteln entsteint
1 Teelöffel Kokosöl/Ghee/Rotes Palmöl-Fett
alles pürieren und auf einen mit Klarsichtfolie ausgelegten 28er Tortenboden ausstreichen.

Für den Belag braucht Ihr:
200 gr. entsteinte Datteln
2 Avocados
30 gr. RAW-Kakaopuvler
1 Prise Salz
4 Eßl. Kokosmilch
1 Teelöffel Kokosöl/Ghee/Rotes Palmöl-Fett
sollte die Masse Euch nicht süß genug sein, dann könnt Ihr Agavendicksaft, Stevia oder Ahornsirup hinzufügen
alles pürieren und auf dem Tortenboden verstreichen und über Nacht in den Kühlschrank stellen. Zum Schluss könnt Ihr die Torte mit fein geschnittenen Trockenfrüchten und/oder Kokosflocken garnieren. Fertig ist Euer sommerlicher Tortenboden.

Schaut mal auf meiner Homepage unter Interessante-Links nach, dort gibt es weitere tolle Infos, nicht nur zum Thema Leichte Sommerküche.

Wollt Ihr mehr wissen? Dann setzt Euch mit mir in Verbindung und wir vereinbaren einen Termin.
Bei der Umsetzung Eurer Ernährungsumstellung unterstütze ich Euch gerne mit Rat und Tat.
Dazu ist es nicht unbedingt notwendig, dass Ihr zu mir in die Praxis nach Bockhorn kommt. Möglich ist eine Unterstützung auch per Mail, am Telefon, am Handy oder über Skype.
Wenn Ihr Fragen habt, dann könnt Ihr Euch gerne mit mir per E-Mail in Verbindung setzen.
gesundheits_und_ernaehrungs_trainer@arcor.de
oder weitere Informationen über meine Homepage erfahren.

Ein schönes Wochenende und viele liebe Grüße sendet Euch Katrin

12 Die Kartoffel und ihre nicht unspektakuläre Wandlungsfähigkeit

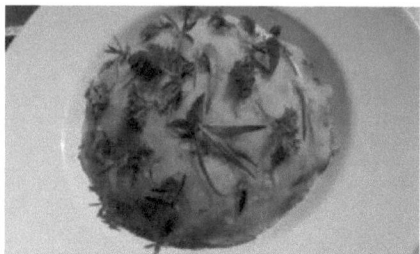

Mein Kartoffel- Bohnenstampf mit Kräutern und Leinöl

Kartoffeln bestehen aus den folgenden Inhaltstoffen

- 77% aus Wasser und sind daher für eine gesunde Ernährung sehr gut geeignet.
- 17% Kohlenhydraten in Form von Stärke.
- 02% Eiweiß, ihr Gehalt an essenziellen, d.h. lebensnotwendigen Aminosäuren ist so hochwertig, dass Kartoffeln von allen pflanzlichen Eiweißlieferanten über den höchsten Anteil an verwertbarem Eiweiß verfügen.
- 01% Mineralstoffe und Spurenelemente wie: Magnesium, Kalium, Kalzium, Phosphor und Eisen. Der Körper kann diese nicht selbst herstellen, benötigt sie jedoch für Zellenaufbau und zahlreiche Stoffwechselreaktionen.
- 0,7 – 1.8% Ballaststoffe – 0,7% geschälte Kartoffeln und 1,8% ungeschälte Kartoffeln und unterstützen dadurch die Verdauung.
- Die in der Kartoffel enthaltenen Vitamine regulieren den Stoffwechsel, stärken das Immunsystem, ausserdem brauchen unsere Haare, Nägel und die Haut die Vitamine nicht nur der Kartoffel. Die meisten Vitamine und Mineralstoffe bleiben erhalten, wenn die Kartoffel in nur wenig Wasser gegart wird.

- Spuren von Fett enthält die Kartoffel ebenfalls, jedoch in so geringen Mengen, das sie keine Rolle spielen.
- 100 gr. Kartoffeln haben 77 Kalorien!

Kartoffeln machen nicht dick!
Die Kartoffel hat viel weniger Kalorien als Reis und Nudeln. Wenn Ihr viele Kartoffeln verzehrt, dann vergesst bitte nicht das Trinken!

Kartoffeln richtig lagern
Kartoffeln sollten kühl (4 - 8°C), dunkel und nicht gewaschen aufbewahrt bzw. eingelagert werden. Die Frühkartoffeln sind nicht zum Einlagern geeignet. Die sollten zügig zubereitet werden. Dazu braucht Ihr die Frühkartoffeln nur zu waschen, in wenig Wassre kochen und mit der Schale verzehren. Bringt Euch eine extra Portion Ballaststoffe.

Kartoffel-Zubereitung

In wenig Wasser garen um die Inhaltsstoffe zu weitesgehend zu erhalten. Statt Salz lieber Kräuter zum Würzen verwenden, zum Beispiel: Majoran oder Oregano. Wenn Ihr Kartoffelpüree herstellen wollt, dann nehmt statt Milch, Sahne oder Butter einfach ein gutes Leinöl und den Rest des Kochwassers der Kartoffeln.

Wollt Ihr Kartoffeln Dampfgaren, dann bitte nicht salzen. Das trocknet die Kartoffel aus. Aus Kartoffeln könnt Ihr Suppen, Hauptgericht, Desserts und Beilagen herstellen. Durch ihren neutralen Geschmack, sind den Zubereitungsmöglichkeiten keine Grenzen gesetzt.

Kartoffel-Resteverarbeitung

Habt Ihr Kartoffelpüree über, dann könnt Ihr das Püree im Kühlschrank bis zum nächsten Tag aufbewahren. Am anderen Tag nehme ich das Püree und gebe folgende Zutaten hinzu:
Chiapudding statt Ei dazu dafür braucht Ihr 5 gr. Chiasamen 40 ml Flüssigkeit (entspricht ca. 1 Ei) wie z.B. Mandel-, Hafer-, Reis-, Dinkel-, oder Kokosmilch und alles 20 Minuten quellen lassen.
Den Chiapudding in das Kartoffelpüree geben und so viel frisch gemahlenes Dinkelmehl unterkneten bis ein Teig entstanden ist, der die Konsistenz eines Knetteiges hat. Jetzt einfach Plätzchen bzw. Küchlein formen und in der Pfanne in heißem <u>Fett</u> knusprig braun backen. Je nachdem, wie Euer Püree Rest gewürzt ist (wenig oder viel Gewürz, wenig oder viel Salz), so könnt Ihr die fertigen Kartoffelplätzchen entweder süß oder deftig genießen. Sehr lecker, außen sind sie knusprig und innen weich.

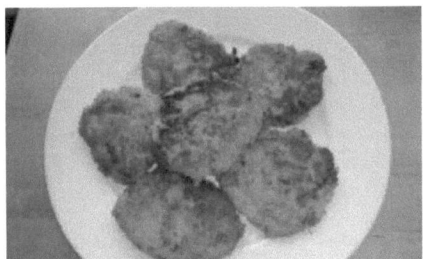

Meine Püree Plätzchen

Kartoffeln als Suppe

Kartoffeln mit Gemüse der Saison kochen, pürieren, würzen und mit Kräutern verfeinern. Fertig ist Eure Kartoffelsuppe. Wenn Ihr lieber noch kleine Stücken in Eurer Suppe haben wollt, dann stampft das Kartoffel- Gemüsegericht einfach. Als Geschmacksverstärker könnt Ihr einen Teelöffel <u>Fett</u> hinzufügen.

Kartoffeln als Beilage

Kartoffeln in wenig Wasser und wenig Salz kochen.

Kartoffelpuffer,
Kartoffelecken,
Kartoffelkroketten und
Pommes
in gutem <u>Fett</u> zubereiten. Ja, auch Pommes gehören bei mir zu einer gesunden Ernährung, es kommt wie immer auf die Zubereitung an!

<u>Kartoffelsalat mit einer Limetten- und/oder Zitronen- Ölvinaigrette</u>
Die könnte aus Limetten- und/oder Zitronensaft, Olivenöl, Salz, Pfeffer, Zwiebeln, Knoblauch, Kräutern und ein wenig Agavendicksaft, Ahornsirup oder Stevia bestehen.

<u>Kartoffelsalat mit einer selbstgemachten Mayonnaise</u>
Dazu braucht Ihr:
300 gr. Tofu,
3 Eßl. Öl (Oliven- Distel- Walnuss- Leinöl) und
70 gr. Jogurth
Alles mit einem Zauberstab verquirlen bis es richtig schön cremig ist, dann mit Senf, Salz, Pfeffer und ein wenig Limetten- und/oder Zitronensaft abschmecken.
Diese Mayonnaise gibt dem Kartoffelsalat eine extra Portion Eiweiß mit.
Und Ihr könnt ohne Reue genießen!

Immer wieder ein Klassiker als Beilage sind Rosmarinkartoffeln im Backofen gebacken.
Nicht zu vergessen, Bratkartoffeln in vielen Variationen.

Kartoffeln als Hauptgericht
Kartoffelauflauf und Kartoffelgratin. Wenn Ihr bei der Zubereitung eines Kartoffelauflaufes und eines Kartoffelgratins auf gesunde, regionale, saisonale und frische Zutaten achtet, wertet Ihr den Auflauf und das Gratin auf!
Hackfleisch könnt Ihr sehr gut durch Tofu ersetzten. Dafür zerkleinert Ihr mit einer Gabel 300 bis 500 gr. Tofu und bratet die Masse dann in einer Bratpfanne an, pürierte Tomaten, Zwiebeln, Knoblauch, Gewürze usw. dazugeben. Damit füllt Ihr dann Euren Auflauf oder das Gratin auf.
In meiner Jugend, gab es bei uns zu Hause des Öfteren "Himmel und Erde". Apfelmus und Kartoffelstampf vermengt, dazu gab es Blutwurst. Muss man mögen.

Kartoffeln zum Nachtisch
Aus Kartoffelbrei könnt Ihr kleine Küchlein backen und mit Ahornsirup oder Agavendicksaft beträufeln. Diese Küchlein könnt Ihr warm und kalt essen.

Kartoffeln zum Brotbacken
Es gibt einige Möglichkeiten, mit Kartoffeln Brot zu backen. Entweder Ihr kocht die Kartoffeln vorweg, egal ob mit (Frühkartoffeln) oder ohne Schale, dann werden die Kartoffeln zerkleinert, wie beim Kartoffelstampf

und in dem Brotteig zugegeben. Ihr könnt auch die Kartoffeln roh reiben und dem Brotteig zugeben. Das Brot wird dadurch en wenig saftiger.

Kartoffeln als gesunder Snack

Kartoffeln in hauchdünne Scheiben hobeln. Dann gibt es zwei Möglichkeiten:
Die Scheiben nach Geschmack würzen und in einen Dörrapparat geben und bei 38 Grad über Nacht trocknen lassen. Fertig sind die Gemüsechips.
Oder Ihr könnt die Scheiben in der Fritteuse in dem richtigen Fett frittieren. Dann habt Ihr leckere Chips, ohne Zusatzstoffe!

SO VIELFÄLTIG IST DIE KARTOFFEL! Wer von Euch hätte das gedacht?

Schaut mal auf meiner Homepage unter Interessante-Links nach, dort gibt es weitere tolle Infos!

Wollt Ihr mehr wissen? Dann setzt Euch mit mir in Verbindung und wir vereinbaren einen Termin.
Bei der Umsetzung Eurer Ernährungsumstellung unterstütze ich Euch gerne mit Rat und Tat.
Dazu ist es nicht unbedingt notwendig, dass Ihr zu mir in die Praxis nach Bockhorn kommt. Möglich ist eine Unterstützung auch per Mail, am Telefon, am Handy oder über Skype.
Wenn Ihr Fragen habt, dann könnt Ihr Euch gerne mit mir per E-Mail in Verbindung setzen.
gesundheits_und_ernaehrungs_trainer@arcor.de
oder weitere Informationen über meine Homepage erfahren.

Schaut mal auf meiner Homepage unter Interessante-Links nach, dort gibt es weitere tolle Infos!

Ein schönes Wochenende und viele liebe Grüße sendet Euch Katrin

13 Der Reis - Gesund, Lecker und Vielfältig

Inhaltsstoffe

Aber was ist eigentlich drin in so einem Reiskorn? Das hängt vor allem von der jeweiligen Sorte und den Anbaubedingungen.

Generell gilt jedoch, dass Reis zu einem Großteil aus Kohlenhydraten besteht. Dazu kommen noch Wasser, Eiweiß und wenig Fett sowie wertvolle Ballast- und Mineralstoffe. Neben Eisen, Zink und Magnesium ist auch ein hoher Kaliumgehalt vorhanden. Dieser Stoff hilft den Stoffwechsel anzuregen und den Körper zu entwässern. Außerdem enthält Reis auch Vitamine, insbesondere Vitamin E, sowie mit verschiedenen Vitaminen aus der B-Gruppe. Die Vitamine aus der B-Gruppe sind unter anderem dafür verantwortlich, dass unser Nervensystem reibungslos funktioniert.

Da Reis sehr viele Kohlenhydrate, aber nur wenig Eiweiß und Fett enthält, ist das Getreide gut bekömmlich und sein Verzehr belastet den Organismus kaum. Aufgrund der vielen komplexen Kohlenhydrate, die im Körper nur langsam verarbeitet werden können, sorgt Reis außerdem für ein langanhaltendes Sättigungsgefühl.

Das Eiweiß im Reis ist für uns sehr wertvoll. Die essentiellen Aminosäuren werden aus den Proteinen im Reis aufgebaut, diese Aminosäuren kann der Körper nicht selber herstellen.

Alle Reissorten teilen sich in drei Reistypen unterteilt dazu gehören

Langkornreis (Indica)

Rundkornreis (Japonica)

Mittelkornreis (Javanica)

Es gibt unter anderem folgende Reissorten

Basmati Reis

Jasmin Reis

Natur Reis

Sushi Reis

Risotto Reis

Roter Reis

Paella Reis

Wild Reis

Kleb Reis

Sadri Reis

Sadri Dudi Reis

Schwarzer Reis

Milch Reis

Mochi Reis

und viele mehr. Es gibt weltweit mehr als 22.000 verschiedene Reissorten.

Auf der Seite: www.reishunger.de findet Ihr für alle hier aufgeführten Reissorten die genauen Inhaltsangaben.

Allgemein ist zu beachten, dass ungeschälter Reis einen deutlich höheren Nährwert hat als der weiße Reis, der am Ende der Produktionskette steht. Denn Vitamine in Reis kommen vor allem im Silberhäutchen vor, das beim Schleifen entfernt wird. Durch Kombination mit anderen Lebensmitteln wie Fisch, Fleisch oder Gemüse bleibt Reis ein wichtiges und fettarmes Nahrungsmittel.

Reis macht nicht dick!

100 gr. Gekochter Reis haben nur 100 Kalorien. Reis macht lange satt, daher ist Reis gut für Diäten gut geeignet. Durchschnittlich enthalten 100 Gramm Reis zwar über 300 Kalorien, die Kalorienangaben beziehen sich dabei jedoch auf rohen und nicht auf gekochten Reis. 100 Gramm gekochter Reis haben nämlich nur noch etwas über 100 Kalorien.

Meinen Reisvorrat kaufe ich immer wieder gerne bei Reishunger.de. Dort stimmt nicht nur das Preis-Leistungs-Verhältnis, sondern auch die Vielfalt.

Mein absoluter Favorit sind die Sorten Sadri- und Sadri Dudi Reis. Der Sadri Reis kommt aus dem Norden des Irans. Das wertvolle und über Jahrhunderte gezüchtete Sadri-Saatgut wird in den begrenzten Reisanbaugebieten der nördlichsten Provinz Irans »Gilan« am Kaspischen Meer angebaut und geerntet, wo aufgrund der warmen Sommer und des feuchten Klimas die perfekten Anbaubedingungen für Reis herrschen. Sadri Reis duftet wunderbar frisch und hat einen wahnsinnig aromatischen, leicht blumigen Eigengeschmack. Außerdem haben seine kurzen, kräftigen Körner einen tollen, weißen Glanz und nach der Zubereitung einen weichen, cremigen Kern. Sie passen perfekt zu jedem Gemüse-, Fisch- und Fleischgericht. Mit Butter oder Safran verfeinert, kann man ihn auch einfach pur essen. Zubereiten kann man ihn klassisch wie einen Jasmin Reis. Wichtig zu wissen ist, dass der Sadri Reis ein reines Naturprodukt ist, das zum Teil per Hand sortiert wird. Deshalb kann er getrocknete Teile der Reispflanze enthalten, die sich aber leicht entfernen lassen, wenn man den Reis wäscht.

Und weil die Iraner genau wissen, wie unfassbar lecker ihr Reis ist, wird er nicht ins Ausland exportiert. Daher sind wir sehr stolz, dass wir Ihnen jetzt mitteilen können, dass unser Bauer für Reishunger eine Ausnahme gemacht hat und wir nun weit und breit die erste deutsche Reismarke sind, die den original Sadri Reis – wir wiederholen es gerne: den besten Reis der Welt.

Der Sadri Dudi Reis wird geräuchert. Und was heißt hier jetzt »geräuchert«? Der Räucherprozess ist mindestens genauso spannend wie der intensive Geschmack, den das Korn besitzt. Nach der Ernte wird der Sadri Reis mitsamt der ganzen Reispflanze in kleinen Hütten kopfüber an den Decken aufgehängt. Ein komischer Anblick: Es sieht so aus, wie als würde der Reis kopfüber aus den Dächern der Hütten wachsen. Die Reispflanzen werden dann mit Buchenholz einige Wochen geräuchert bis sie das typische Räucheraroma weitgehend angenommen haben. Der geräucherte Sadri Reis mit seinen kurzen, kräftigen Körnern und seinem kräftigen und wilden Räucheraroma passt perfekt zu jedem Fisch-, Gemüse- und Fleischgericht. Der Sadri Reis hingegen wird nicht geräuchert. Beide Reissorten duften herrlich, im rohen und im garen Zustand.

Diesen Reis bereite ich immer in meinem Reiskocher zu. Dabei kann ich einstellen ob mein fertiger Sadri Reis eine Kruste (Tahdig) bekommt oder nicht. Diese Kruste (Tahdig) könnt Ihr auf 4 verschiedene Stufen einstellen.

Reismehl
Reismehl verwende ich zum Brot backen, indem ich einen Teil meines Vollkornmehls durch einen Teil Reismehl ersetze.

Reispapier
Aus Reismehl wird auch Reispapier hergestellt, aus dem Ihr dann Wraps, Frühlingsrollen, Wan Tan´s usw. herstellen könnt.
Das Rezept:
125 gr. Reismehl,
750 gr. Wasser,
1/2 Teelöffel Salz

Alle Zutaten werden miteinander vermengt, dann portioniert Ihr den Teig. Aus den Portionen werden nun hauchdünne (Reispapier) oder etwas Dickere (für die Wraps), runde Fladen ausgerollt.

Reismilch
Aus Reis könnt Ihr super Reismilch herstellen. Sie ist etwas süßlich, daher braucht Ihr keine Süßungsmittel, wenn Ihr die Reismilch in ein Müsli gebt.
Das Rezept
250 gr. Vollkornreis,
500 ml Wasser,
eine Prise Salz

Sobald das Wasser kocht, müsst Ihr die Hitze stark reduzieren, damit der Reis langsam quellen kann. Wenn das Wasser verdampft ist und der Reis gar ist, könnt Ihr mit einer Tasse mit warmen Wasser, alles mit einem Zauberstab pürieren. Dann alles 30 Minuten ruhen lassen und durch ein Mulltuch abgießen. Und schon habt Ihr Eure Reismilch.
Quellen: www.Reishunger.de

Schaut mal auf meiner Homepage unter Interessante-Links nach, dort gibt es weitere tolle Infos!

Wollt Ihr mehr wissen? Dann setzt Euch mit mir in Verbindung und wir vereinbaren einen Termin.
Bei der Umsetzung Eurer Ernährungsumstellung unterstütze ich Euch gerne mit Rat und Tat.
Dazu ist es nicht unbedingt notwendig, dass Ihr zu mir in die Praxis nach Bockhorn kommt. Möglich ist eine Unterstützung auch per Mail, am Telefon, am Handy oder über Skype.
Wenn Ihr Fragen habt, dann könnt Ihr Euch gerne mit mir per E-Mail in Verbindung setzen.
gesundheits_und_ernaehrungs_trainer@arcor.de
oder weitere Informationen über meine Homepage erfahren.

Schaut mal auf meiner Homepage unter Interessante-Links nach, dort gibt es weitere tolle Infos!

Ein schönes Wochenende und viele liebe Grüße sendet Euch Katrin

14 Die Nudel - Für jeden Geschmack ist etwas dabei!
Wer isst nicht gerne Nudeln? Eines der Lieblingsnahrungsmittel für Kinder. Aber müssen es immer die Nudeln aus Hartweizenmehl, Wasser und eventuell Ei sein? Auf der Suche nach Alternativen habe ich das Internet durchforstet und mir folgende Nudeln bestellt und probiert. Die Eiweißnudeln der Firma LangLang sind super lecker, selbst meine Enkel essen diese Nudeln sehr gerne. Ebenso wie die Tofunudeln der Sojafarm. Von den Vollkornnudeln haben mir, den Kindern und Enkeln am besten die Vollkornnudeln der Firma Byodo geschmeckt. Vom Geschmack und der Konsistenz her, kann ich alle drei eben vorgestellten Nudeln sehr empfehlen. Ihr müsst nur auf die Garzeit achten. Die Roh Nudeln nehme ich gerne für eine schnelle warme Misosuppe. Der Vorteil der Roh Nudeln ist der, dass sie sehr schnell gar und reich an Ballaststoffen sind. Gerne reichere ich damit auch mal ein Gulasch an. Da die Roh Nudeln geschmacksneutral sind, könnt Ihr diese Nudeln zu allem essen, wo Ihr sonst andere Nudeln verwendet. Diese Nudeln haben so gut wie keine Kalorien, aber sie machen trotzdem satt, daher könnt Ihr mit dieser Nudel nach Lust und Laune schlemmen.

Eiweißnudeln der Firma LangLang
Die Bio-Kichererbsenmehl-Nudel

Im Vergleich zu traditioneller Pasta, die sehr kohlehydratreich ist, sind die Eiweißnudeln aus Kichererbsenmehl,12% frischen DEMETER-Eiern und getrockneten Gewürzen hergestellt. Somit handelt es sich um eine reine Eiweißmahlzeit im Sinne der Trennkost, glutenfrei und mit 19% Eiweiß. Auf Geschmacksverstärker und Konservierungsstoffe wird komplett verzichten.

Die Nudeln sind Lieferanten von hochwertigen Proteinen. Darüber hinaus sind eine Reihe weiterer wertvoller Inhaltsstoffe aus der Kichererbse, wie u.a. Vitamine B1 und B6, Folsäure, Lysin sowie die Mineralien Eisen, Zink und Magnesium reichlich enthalten.

Die Nudel für Figurbewusste

Egal ob Sportler, Vegetarier, Trennkostler oder in einer Diät - Die Lang-Lang Eiweißnudel ist ein wertvoller Bestandteil einer ausgewogenen Ernährung.

Aus verschiedenen Studien über den Stoffwechsel ist bekannt, dass eine proteinreiche Mahlzeit, die man gegen Abend zu sich nimmt, vom Körper komplett verstoffwechselt wird, Körperzellen regeneriert und verjüngend wirkt.

Die Eiweißnudel, kombiniert mit z.B. Fisch oder Geflügel, stellt also eine reine Eiweißmahlzeit in der Trennkost dar. Auf diese Weise werden Muskelaufbau und Fettabbau begünstigt.

Die Nudel hat zwar Kohlehydrate (weniger als die Hälfte einer herkömmlichen Pasta) allerdings verwendet die Kichererbse Raffinose statt Stärke als Speicherkohlehydrat und somit kann ein Teil der Kohlehydrate im Magen nicht aufgespalten werden (erst im Darm). Aus diesem Grund sind die LangLang-Nudeln und der LangLang-Kicher-Snack eine reine Eiweissmahlzeit nach der Hay´schen Trennkost für den Körper.

Linsennudel mit Süßlupine

Im Vergleich zu traditioneller Pasta, die sehr kohlehydratreich ist, sind die neuen Linsennudel aus rotem Linsenmehl, hochwertigem Süßlupinenmehl und 12% frischen DEMETER-Eiern hergestellt.

Somit handelt es sich um eine reine Eiweißmahlzeit im Sinne der Trennkost, jetzt mit noch mehr Protein = 27 % Eiweiß.

Auf Geschmacksverstärker und Konservierungsstoffe verzichten wir komplett.

Die Nudeln sind Lieferanten von hochwertigen Proteinen. Darüber hinaus sind eine Reihe weiterer wertvoller Inhaltsstoffe, wie Kalzium, besonders viel Eisen, Magnesium, Phosphor, Kalium, Natrium, Zink, Kupfer, Mangan enthalten. Die Linse- gesund dank vieler Ballaststoffe.

Als eine der ältesten Kulturpflanzen wurde die Hülsenfrucht schon vor 10 000 Jahren in Ägypten und Kleinasien angebaut.

Dank der Ballaststoffe und sogenannter komplexer Kohlenhydrate werden Linsen nur langsam verdaut. Weil der Blutzuckerspiegel so über längere Zeit stabil bleibt und wenig Insulin lockt, sind die Hülsenfrüchte hervorragend geeignet für Diabetiker und für Menschen, die abnehmen wollen. Noch dazu halten sie lange vor und liefern weniger Kalorien als Reis oder herkömmliche Pasta. Dafür enthalten sie viele Mineralstoffe und Spurenelemente.

Die Süß-Lupinen- Wertvoller Inhalt

Lupinensamen ähneln in ihrer Zusammensetzung den Sojabohnen. Mit einem Anteil von 36 bis 48 Prozent gelten sie als äußerst eiweißreich. Da alle unentbehrlichen Aminosäuren enthalten sind - inklusive Lysin, das in den meisten Getreidesorten kaum vorliegt - ist das Lupinen-Eiweiß besonders hochwertig.

Der Fettgehalt beträgt vier bis sieben Prozent, womit die Süß-Lupinen deutlich fettärmer sind als Sojabohnen. Das Fett besteht zu einem großen Anteil aus wertvollen einfach und mehrfach ungesättigten Fettsäuren. Da die Lupinensamen gleichzeitig reichlich Carotinoide und Vitamin E liefern, sind diese Fettsäuren gut vor Oxidation geschützt.

Betrachtet man die Fraktion der Kohlenhydrate, fällt auf, dass die Süßlupine keine Stärke und kein Gluten enthält. Lupinen gelten außerdem als gute Quelle für Mineralstoffe und Spurenelemente, besonders von Kalium, Calcium, Magnesium und Eisen. Außerdem sind reichlich sekundäre Pflanzenstoffe vorhanden, beispielsweise die beiden Isoflavonoide Genistein und Daidzein, denen Wissenschaftler krebshemmende, antioxidative und antimikrobielle Wirkungen zuschreiben.

Im Vergleich zu anderen Hülsenfrüchten sind Lupinen besser verträglich, da sie weniger blähende Substanzen enthalten. Ein weiterer Vorteil ist, insbesondere für Allergiker, dass sie ein geringeres allergenes Potenzial als Sojabohnen besitzen. Auch aus ökologischer Sicht haben die Lupinen deutlich die Nase vorn: Die Hülsenfrucht wächst auf heimischem Boden und alle Produkte, die hierzulande aus Lupinen hergestellt werden, stammen aus ökologischem Anbau. Quelle: LangLang - Die Eiweißnudel

Rezept:

In der Pfanne ein wenig Fett erhitzen
Zwiebeln, Knoblauch andünsten
Passierte Tomaten dazu geben und kurz aufkochen lassen
80 gr. Linsennudeln
80 gr. rote Linsen dazugeben und 3-4 Minuten köcheln lassen - Guten Appetit!
Diese Menge reicht für 1 Person. Ihr könnt auch eine Tomatensauce mit Hack herstellen und dann die Linsennudeln und die roten Linsen dazugeben.

Tofu-Nudeln von der Sojafarm

Die Tofu-Nudeln enthälten die wertvollen Bestandteile der Sojabohne und unterscheidet sich von der Sojanudel durch den vollen Geschmack einer italienischen Pasta. Die Nudeln sind ein ideales Grundnahrungsmittel, besonders bei fleischloser Ernährung.
Sportler freuen sich besonders über die ausgewogene Kombination von Proteinen und Kohlehydraten.

Zutaten:

Hartweizengrieß*, Tofu* 33% (Quellwasser, Sojabohnen*), Gewürze*
*aus kontrolliert biologischem Anbau. Quelle: Sojafarm

Meine liebsten Bio-Vollkornnudeln von der Firma Byodo

Zutaten: HARTWEIZENVOLLKORNGRIESS aus kontrolliert ökologischem Anbau

DE-ÖKO-013 / Herkunft: italienische Landwirtschaft

Infos zur Herstellung

10.000 kg frisch gemahlener, biologischer Hartweizengrieß oder Hartweizenvollkorngrieß werden in der Bio-Nudelfabrik unserer Pasta-Partner mit 3.000 l quellfrischem Brunnenwasser vermengt. Je nach Format wird die Mischung im Anschluss durch entsprechende Matrizen gedrückt. Damit unsere Feinschmecker-Pasta perfekt im Kochtopf landet, wird sie bei 40 - 50 °C langsam getrocknet. Das garantiert eine gleichbleibende, schöne Nudelform ohne Risse oder Einschnitte am Rand. Quelle: Byodo

Roh-Nudeln

Was versteht man unter Roh Nudeln?

Als die ersten Superfood Nudeln Deutschlands sind   fett-, zucker- und glutenfrei, zu 100% natürlich und frei von zugesetzten E-Nummern. Zudem sind sie sehr kalorienarm und beinhalten im Vergleich zu herkömmlichen Produkten 95% weniger Kilokalorien. Mit nur 6kcal pro 100 Gramm eignen sich Roh Nudeln hervorragend für eine kalorienarme Diät, wohingegen herkömmliche Nudelprodukte leicht mit 380 bis 400 kcal pro 100 Gramm ins Gewicht fallen.

Das Geheimnis von Roh Nudeln & Roh Reis

Die aus der Konjac-Pflanze hergestellten Roh Nudeln & Roh Reis sind zu 100% natürlich und besitzen einen einzigartigen Ballaststoff, der in Form der Faser der Konjac-Pflanze bereits seit mehreren Jahrhunderten in Japan seine Verwendung findet. Da die Roh Nudeln aus dieser Glucomannan genannten Faser hergestellt werden, besitzen diese Nudeln mit 6kcal pro 100g viel weniger Kalorien als herkömmliche Nudel-, Reis- und Noodlesprodukte, deren Kalorienzahl sich schnell auf bis zu 700 kcal pro 200g belaufen kann! Durch den Verzehr dieser Produkte können Sie somit auf natürliche Weise viele Kalorien und Zucker einsparen und müssen keiner strengen Diät mehr folgen. Ersetzen Sie einfach die herkömmlichen Reis-

und Nudelprodukte durch die unterschiedlichen Produkte von Roh Nudeln und Roh Reis und der Erfolg ist Ihnen garantiert!
Quelle: Roh-Nudeln der Firma Rohnudeln

Schaut mal auf meiner Homepage unter Interessante-Links nach, dort gibt es weitere tolle Infos!

Wollt Ihr mehr wissen? Dann setzt Euch mit mir in Verbindung und wir vereinbaren einen Termin.
Bei der Umsetzung Eurer Ernährungsumstellung unterstütze ich Euch gerne mit Rat und Tat.
Dazu ist es nicht unbedingt notwendig, dass Ihr zu mir in die Praxis nach Bockhorn kommt. Möglich ist eine Unterstützung auch per Mail, am Telefon, am Handy oder über Skype.
Wenn Ihr Fragen habt, dann könnt Ihr Euch gerne mit mir per E-Mail in Verbindung setzen.
gesundheits_und_ernaehrungs_trainer@arcor.de
oder weitere Informationen über meine Homepage erfahren.

Schaut mal auf meiner Homepage unter Interessante-Links nach, dort gibt es weitere tolle Infos!

Ein schönes Wochenende und viele liebe Grüße sendet Euch Katrin

15 Pizza - Immer wieder anders - Immer wieder lecker
Meine gesunde Ernährung beinhaltet auch eine leckere Pizza. In der letzten Woche habe ich eine neue Variante ausprobiert - und ich muss Euch
sagen, diese Variante war super lecker:

Folgende Zutaten habe ich für den Teig genommen:
3 große Süßkartoffeln
3 Esslöffeln Chiasamen
250 gr. Hafermehl
1 Esslöffel Limettenwasser
3 Esslöffel getrockneter Basilikum
3 Esslöffel getrockneter Oregano
1 Zwiebel
2 Knoblauchzehen
Dazu Miso Paste und meine Kurkuma-Gewürzmischung

Folgende Zutaten habe ich für den Belag genommen:
Frische Tomaten
Tomatenpüree
Viel frischen Basilikum

Die Süßkartoffeln habe ich geschält und in Würfel geschnitten und dann
mit der Zwiebel und dem Knoblauch, dem Basilikum und dem Oregano sowie meinem Spezialgewürz gegart.

Während die Süßkartoffeln am Kochen waren, habe ich den Chiasamen in
Wasser eingeweicht. Der Chiasamen quillt auf und ist ein Super Ei-Ersatz,
da er die Gabe hat, Flüssigkeit zu binden.

Die Süßkartoffeln habe ich geschält und in Würfel geschnitten und dann
mit der Zwiebel und dem Knoblauch, dem Basilikum und dem Oregano sowie meinem Spezialgewürz gegart.
Während die Süßkartoffeln am Kochen waren, habe ich den Chiasamen in
Wasser eingeweicht. Der Chiasamen quillt auf und ist ein Super Ei-Ersatz,
da er die Gabe hat, Flüssigkeit zu binden.
Den Chiasamen habe ich in die mit allen Zutaten gegarten Süßkartoffeln
gegeben und mit meinem Kenwood HB 887 Profi Stabmixer Lafer Edition,
700 Watt püriert.

Das Hafermehl dazugeben und zu einem Teig verarbeiten. Diesen Teig
habe ich auf einem Backblech etwa einen Zentimeter dick ausgestrichen
und bei 200 Grad Celsius im Backofen für etwa 30 Minuten gebacken.
Dann habe ich das Tomatenpüree verteilt und darauf frische Tomaten-
Scheiben gelegt. Das Ganze noch einmal für 10 Minuten in den Backofen –
und fertig ist eine leckere und gesunde Pizza!

Dazu habe ich zwei Dips gemacht
1. Zwei Avocados, etwas Limettenwasser und ordentlich Knoblauch - mit meinem Kenwood HB 887 Profi Stabmixer Lafer Edition, 700 Watt habe ich alles pürieren und fertig!
2. Zwei Kugeln Mozzarella, ein wenig Salzlake und alle essbaren Kräuter aus meinem Garten - mit meinem Kenwood HB 887 Profi Stabmixer Lafer Edition, 700 Watt habe ich alles pürieren und fertig!

Die Salzlake stelle ich folgendermaßen her:
Biova Kristallsalz aus Pakistan 5 x 1kg Brocken
Das ist mein Vorrat, davon nehme ich 1 Kilo und gebe es in ein 2 Liter Einkochglas mit Deckel, dann müsst Ihr das Glas mit Wasser auffüllen und nach 2 Stunden habt Ihr eine 28%ige Salzlake. Diese Konzentration bleibt konstant bei 28%, immer wenn Wasser nachgefüllt wird, lösen sich die Salzkristalle immer mehr auf, bis sie ganz aufgebraucht sind, dann braucht Ihr nur wieder 1 Kilo Kristalle dazugeben und alles geht von vorne los. Diese Salzlake nehme ich gerne für Dips und Salatsoßen, da sich in Dips und Salatsoßen die Salzkörner immer so langsam auflösen.

Meine nächste Variante ist sehr einfach und schnell hergestellt und dabei auch noch super gesund!
Schaut mal auf die Seite: https://www.lizza.de/
Wenn Ihr Euch dort die fertigen Böden mit der sehr leckeren Soße bestellt, dann holt Ihr Euch keine Tiefkühlpizza mehr.

„Mehr Ballast für alle!
Wir bieten mit Lizza eine echte Alternative. Ein Teig aus hochwertigen Rohstoffen, im Einklang mit einem immer stärker werdenden Ernährungs-bewusstsein. Durch den Einsatz von Goldleinsamen, Chia und Kokosmehl hat unser Teig im Vergleich zu gewöhnlichem Teig ein Vielfaches an Bal-laststoffen und Eiweiß, einen Bruchteil an Kohlenhydraten, die Hälfte an Kalorien, ist glutenfrei, reich an Omega 3 Fettsäuren und vegan. Unsere Kunden sind gesundheits- und ernährungsbewusste Menschen, darunter auch Schwangere, Allergiker, Diabetiker, Menschen mit Übergewicht, Ve-ganer, Sportler. Und Du?" Quelle: https://www.lizza.de/

Diese belege ich nach Herzenslust und Laune. Um Versandkosten zu spa-ren, bestelle ich mir immer gleich eine größere Menge (16 Stück) und friere die Böden ein. Das Auftauen geht Ruck-Zuck. So habe ich immer ei-nen Vorrat an Pizza-Böden zu Hause.

Schaut mal auf meiner Homepage unter Interessante-Links nach, dort gibt es weitere tolle Infos!

Wollt Ihr mehr wissen? Dann setzt Euch mit mir in Verbindung und wir vereinbaren einen Termin.
Bei der Umsetzung Eurer Ernährungsumstellung unterstütze ich Euch gerne mit Rat und Tat.
Dazu ist es nicht unbedingt notwendig, dass Ihr zu mir in die Praxis nach

Bockhorn kommt. Möglich ist eine Unterstützung auch per Mail, am Telefon, am Handy oder über Skype.
Wenn Ihr Fragen habt, dann könnt Ihr Euch gerne mit mir per E-Mail in Verbindung setzen.
gesundheits_und_ernaehrungs_trainer@arcor.de oder weitere Informationen über meine Homepage erfahren.

Ein schönes Wochenende und viele liebe Grüße sendet Euch Katrin

Baobab

Baobab enthält viel Vitamin C und viel Vitamin B6. Beide Vitamine helfen dem Körper, das Immunsystem intakt zu halten. Außerdem fördert Vitamin C die Aufnahme von Eisen.

Das reine und natürliche Baobab Pulver hat tolle Eigenschaften:
– Probiotisch & präbiotisch wirksam (nährt die Darmflora)
– Hoher Vitamin C-Gehalt (stark antioxidativ)
– Natürlicher Calcium-Gehalt mit einem guten Calcium-Phosphor-Verhältnis
– Ideales Ballaststoffverhältnis (22% löslich & 22% nicht-löslich)

Camu-Camu

Das besondere an diesen Früchten ist sein Vitamin C-Gehalt, denn diese besitzen mehr als 30-mal so viel Vitamin C wie Apfelsinen oder Zitronen. Damit gilt der Camu-Camu Strauch mit seinen Früchten als die Pflanze mit dem höchsten Vitamin-C-Gehalt weltweit.
Außerdem ist Camu-Camu sehr reich an Eisen.
Weitere wichtige Inhaltsstoffe sind Phosphor, Beta-Carotin, Calcium sowie andere Mineralien und Spurenelemente.
Die in Camu-Camu stärkt durch ihren hohen Vitamin C Gehalt das Immunsystem.
Die Einnahme von Camu-Camu kann die Abwehrkräfte stärken, wirkt sich positiv bei Stress aus und kann Depressionen lindern oder vorbeugen.

Lucuma

Lucuma wirkt sich besonders positiv auf eine gesunde Zellfunktion aus. Durch den hohen Anteil an Mineralstoffen, wie Eisen, Kalium, Kalzium und Phosphor wird ein erheblicher Bedarf der Körperzellen gedeckt.
Durch Antioxidantien wie Beta-Carotin können mit Lucuma die freien Radikale im Körper reduziert werden. Dadurch wird das Immunsystem gestärkt und die Anfälligkeit für Erkältungen wird reduziert.
Ein weiterer Bestandteil ist Niacin. Dies hilft bei der Regulierung des Cholesterinspiegels und der triglyceriden Ebene.
Wichtige Ballaststoffe und eine Vielzahl an B-Vitamine, wie das Vitamin B1, B2, B3 und B5 sind ebenfalls enthalten.
Der niedrige glykämische Wert des Lucuma Pulvers verhindert Schwankungen des Blutzuckerspiegels. Deshalb ist die Verwendung besonders für Diabetiker empfehlenswert. Statt Süßstoff oder raffinerten Zucker sollte als Zuckerersatz generell immer Lucuma verwendet werden. Lucuma hat eine appetitzügelnde Wirkung und kann somit beim Abnehmen helfen.

Maca

Die getrockneten Wurzeln enthalten 13 bis 16 % Proteine und einen sehr hohen Anteil an essentiellen Aminosäuren und Omega-3-Fettsäuren, die den Körper bei allen wichtigen Stoffwechselvorgängen unterstützen.
Außerdem ist Maca besonders reich an Antioxidantien. Diese mindern den

oxidativen Stress im Organismus. Oxidativer Stress gilt als mitverantwort-
lich für den Alterungsprozess und wird in Zusammenhang mit der Entste-
hung einer Reihe von Krankheiten gebracht.
Maca ist auch reich an Kalzium und Zink, Jod, Eisen, Kupfer und Mangan.
Ihre Vitamine B2, B5, C und Niacin machen die Maca zu einer wertvollen
Pflanze. Darüber hinaus enthält die Maca-Wurzel auch pflanzliche Sterole,
die dem Hormon Testosteron ähneln. Diese fördern auf ganz natürliche
Weise die Durchblutung des Beckengewebes und stimulieren die Testoste-
ron- und bei Frauen die Östrogenbildung.
Nebenbei können sie den Cholesterinspiegel senken, indem sie die Auf-
nahme des Cholesterins im Dünndarm hemmen!
Durch diese Fülle an Nähr- und Vitalstoffen ist Maca für uns von Bedeu-
tung, da Maca die Vitalität, Kraft und Ausdauer erhöhen kann.

Matcha
Enthält Koffein und Aminosäuren (besonders L-Theanin), d.h. für den Kör-
per sehr verträglich gebundenes Koffein, sowie Catechine, inklusive EGCG,
Antioxidantien (einer der höchsten ORAC-Werte aller Lebensmittel).
Matcha beinhaltet über 130-mal mehr von dem Antioxidants und Haupt-
Catechins EGCG als sonstiger grüner Tee und besitzt einen der höchsten
ORAC-Werte überhaupt (Oxygen Radical Absorbance Capacity zu Deutsch:
Sauerstoff radikale Absorptionsvermögenskapazität).
Des Weiteren enthält Matcha eine große Menge an besonderen Vitaminen,
insbesondere Vitamin A (Beta-Karotin) welches besonders wichtig für die
Augen, die Haut, die Schleimhäute und den Stoffwechsel ist.
Mit etwa 10-17 mg Eisen / 100g, je nach Qualität, zählt Matcha zu den ei-
senhaltigsten Lebensmitteln überhaupt.
Ausserdem enthält Matcha Proteine, Calcium, Kalium, Vitamin B1, B2, B3
(Niacin), Vitamin E, Vitamin K und Chlorophyll.

Moringa
Moringa kann die Konzentration fördern, entschlackt den Körper, fördert
die Verdauung, stärkt das Immunsystem und kann sich regulierend auf
den Blutzuckerspiegel auswirken.
Wird Moringa direkt auf die Haut aufgetragen, wirkt sie adstringierend
(zusammenziehend).
Die Moringa ist eine sehr gute pflanzliche Proteinquelle, beinhaltet zahlreiche Vitamine, Öle, Fettsäuren, Ballaststoffe, Mikro-und Makroelemente,
Mineralien und verschiedene Arten von Antioxidantien und enthält sehr
wenige Kalorien.

- 100 Gramm frische Moringa Blätter liefern:
- 4- mal mehr Eiweiß als Eier
- 7-mal mehr Vitamin C als Orangen
- 10-mal mehr Vitamin A als Karotten

- 25-mal mehr Eisen als Spinat
- 3-mal mehr Kalium als Bananen
- 17-mal mehr Kalzium als Milch und das
- 10-fache der empfohlenen Tagesmenge an Vitamin E

Ich nehme vom Baobab-, Camu-Camu-, Lucuma-, Matcha-, Maca- und Moringapulver jeweils zwei gestrichenen Esslöffel und fülle alles in ein licht- und luftundurchlässiges Gefäß und vermische es gründlich. Die Aufbewahrung sollte im Kühlschrank erfolgen.

Damit bereichere ich jeden Tag meinen Smoothie oder mein Müsli mit einem gestrichenen Esslöffel von dem Pulvergemisch. Hört sich doch super gesund an, oder nicht?

Alle diese Superfood-Pulver bekommt Ihr bei
Schaut mal auf meiner Homepage unter Interessante-Links nach, dort gibt es weitere tolle Infos!

Wollt Ihr mehr wissen? Dann setzt Euch mit mir in Verbindung und wir vereinbaren einen Termin.
Bei der Umsetzung Eurer Ernährungsumstellung unterstütze ich Euch gerne mit Rat und Tat.
Dazu ist es nicht unbedingt notwendig, dass Ihr zu mir in die Praxis nach Bockhorn kommt. Möglich ist eine Unterstützung auch per Mail, am Telefon, am Handy oder über Skype.
Wenn Ihr Fragen habt, dann könnt Ihr Euch gerne mit mir per E-Mail in Verbindung setzen.
gesundheits_und_ernaehrungs_trainer@arcor.de oder weitere Informationen über meine Homepage erfahren.

Ein schönes Wochenende und viele liebe Grüße sendet Euch Katrin

17 Rezepte mit Chiasamen & Co

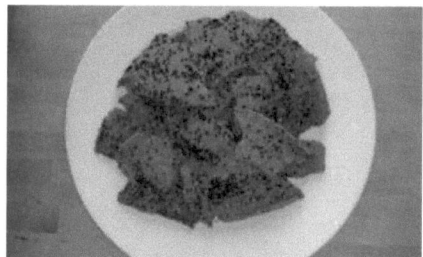

Chia-Reis-Knäckebrot

Reis - Quinoa Knäckebrot
100g Vollkorn Basmati Reis
50g Weiße Quinoa
40g Leinsamen
40g Chiasamen
50g Sesam
5 EL Sojasauce
Körner, Gewürze und Kräuter zum Bestreuen je nach Geschmack
Ich habe schwarze Sesamkörner darüber gestreut.

Reis & Quinoa in der Mühle fein malen.
Leinsamen und Chiasamen mit Wasser übergießen und 15-20 Min. quellen lassen.
Sesam in einer Pfanne ohne Öl anrösten.

Alle Zutaten zu einem Teig verarbeiten und dünn auf ein mit Silikonbackfolie ausgelegten Backblech ausstreichen.
Das Blech in den auf 150 Grad C vorgeheizten Backofen geben und nach ca. 20 Minuten auf den Backofen auf 100 Grad C zurückstellen und das Knäckebrot langsam austrocknenden lassen.
Dann ist Eure Knabberei fertig!

Tipp: Backblech mit Silikonbackpapier auslegen, den Teig dünn verteilen, Klarsichtfolie über den Teig und dann ganz dünn ausstreichen. Nehmt bitte kein Backpapier, es löst sich sehr schlecht von der Knäckebrot Unterseite!
Bevor das Knäckebrot fertig gebacken ist, also noch ein wenig feucht, könnt Ihr das Knäckebrot in Rauten oder Vierecke schneiden, ich habe dies nicht gemacht, mein Knäckebrot habe ich nach der Fertigstellung in Stücke gebrochen.

Dazu habe ich mir aus 100 gr. geschälte Hanfnüsse und einem Esslöffel Hanföl eine Hanfbutter hergestellt, dazu habe ich mit meinem Pürierstab die Hanfnüsse und das Hanfmehl püriert. Diese auf das Knäckebrot.... und Ihr werdet nicht wieder aufhören zu Essen!

Pfannkuchen mit Chiasamen
4 Esslöffel Chiasamen mit Wasser übergießen und 15-20 Min. quellen lassen. In der Zeit, könnt Ihr 500 gr. Dinkel fein mahlen und mit 300 ml Wasser verrühren und quellen lassen.
Nach 15-20 Min. den Chiasamen in die Mehlmasse geben und ordentlich vermengen. Dann braucht Ihr nur noch Fett in eine Pfanne geben und die Pfannkuchen ausbacken. Wollt Ihr süsse Pfannkuchen haben, dann gebt Ahornsirup oder Agavendicksaft über die fertigen Pfannkuchen. Wollt Ihr herzhafte Pfannkuchen haben, so gebt ausgelassene Schinkenwürfel mit ausgelassenen Zwiebeln über die Pfannkuchen. Eurer Kreativität sind keine Grenzen gesetzt!

Auf meinem Blog habe ich schon über Chia berichtet, schaut mal hier nach:
Chia, Canihua, Amaranth, Quinoa, Hirse und Buchweizen
Pizza – Immer wieder anders – Immer wieder lecker
Die Kartoffel und ihre nicht unspektakuläre Wandlungsfähigkeit
Gesunde Lebensmittel – Teil 1
Hunger oder Appetit auf etwas Süsses? Geniessen ohne ein schlechtes Gewissen
Gemüse und Obst – in vielen Variationen, es ist für jeden etwas dabei!
Gesunde Lebensmittel – die Top 9

Dort findet Ihr viele Informationen über Chiasamen und auch einige Rezepte, die ich selbst ausprobiert habe. Jetzt werde ich in der nächsten Zeit mal versuchen, überall wo Eier als Zutat hinein gehören, diese durch Chiasamen zu ersetzten. Darüber werde ich Euch berichten. Das Knäckebrot jedenfalls ist ein Knaller. Vom Geschmack her kommt das gekaufte Knäckebrot da nicht dran.

Schaut mal auf meiner Homepage unter Interessante-Links nach, dort gibt es weitere tolle Infos!

Wollt Ihr mehr wissen? Dann setzt Euch mit mir in Verbindung und wir vereinbaren einen Termin.
Bei der Umsetzung Eurer Ernährungsumstellung unterstütze ich Euch gerne mit Rat und Tat.
Dazu ist es nicht unbedingt notwendig, dass Ihr zu mir in die Praxis nach Bockhorn kommt. Möglich ist eine Unterstützung auch per Mail, am Telefon, am Handy oder über Skype.
Wenn Ihr Fragen habt, dann könnt Ihr Euch gerne mit mir per E-Mail in Verbindung setzen.
gesundheits_und_ernaehrungs_trainer@arcor.de oder weitere Informationen über meine Homepage erfahren.

Ein schönes Wochenende und viele liebe Grüße sendet Euch Katrin

18 Chiasamen mit Milch-Alternativen sowie andere tolle Rezepte
In der letzten Woche habe ich folgendes mit Erfolg ausprobiert:

Chiasamenvariationen

3 Esslöffel Chiasamen über Nacht in 150 ml Mandel-, Reismilch über Nacht in den Kühlschrank. Da die Mandel- und Reismilch eine Eigensüsse hat, braucht Ihr kein weiteres Süßungsmittel dazugeben.

Am anderen Morgen habe ich je eine Handvoll Dinkel und Hafer zu Flocken gequetscht und zu dem gequollenen Chiasamen gegeben. Dazu ein paar frische Früchte (bei mir waren es halbierte Weintrauben) und schon war mein Frühstück für 2 Personen fertig.

Wenn Ihr die Chiasamen in Dinkel- oder Hafermilch quellen lasst, könnt Ihr damit eine herzhafte Pfannkuchen-Variante ohne Ei herstellen.

Dinkelbrot im Topf gebacken! Dies geht allerdings nur in einem AMC-Topf (20 cm Durchmesser) und dem Navigenio von AMC – Als Einheit ist dies der kleinste Backofen der Welt!

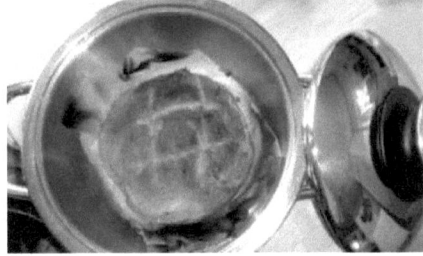

Dinkelbrot im Topf 1

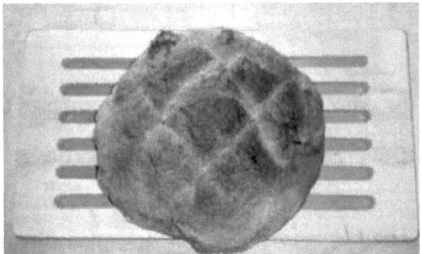

Dinkelbrot im Topf 2

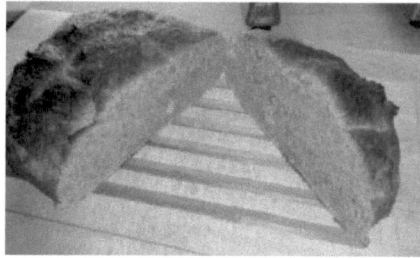

Dinkelbrot im Topf 3

500 gr. Dinkel fein mahlen
380 ml Flüssigkeit (Milch-Alternativen und/oder Wasser)
1 Teelöffel Salz
1 Beutel Bio-Trockenhefe
1 Esslöffel Fett
1 Esslöffel Ahornsirup, Honig oder Agavendicksaft
Alles miteinander vermengen und gehen lassen.
Den Brotrohling in den mit Backpapier ausgelegten schon erhitzten Topf
geben, den Navigenio von AMC auf den Topf stellen, die erhitzte Platte
zeigt auf den Brotrohling. Das Ganze 20 Minuten backen und fertig ist das
leckere Brot aus dem Topf.

Zitronenfladenbrot

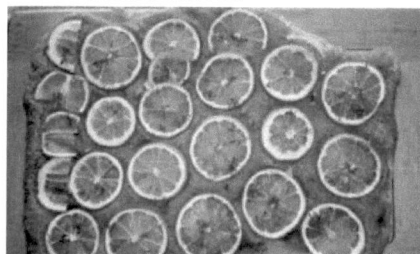

Zitronenfladenbrot 1

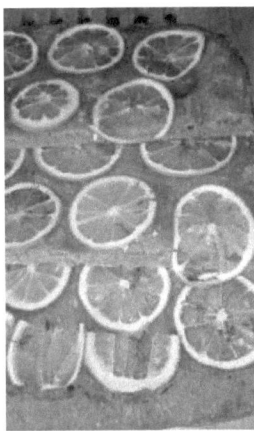

Zitronenfladenbrot 2

250 gr. Dinkel fein mahlen
140 ml Flüssigkeit (Milch-Alternativen und/oder Wasser)
½ Teelöffel Salz
½ Beutel Bio-Trockenhefe
½ Esslöffel Fett
½ Esslöffel Ahornsirup, Honig oder Agavendicksaft
Alles miteinander vermengen und gehen lassen.
Teig nochmals ordentlich durchkneten.
Backblech mit Backpapier auslegen und das Backpapier leicht mit Dinkelmehl bestäuben.
Den Teig dünn auf dem Backblech ausrollen (Folie zwischen Teig und Aus-
roller legen, dann klebt es nicht). Auf den Teig hauchdünn geschnittene
Bio-Zitronen mit Schale verteilen. Ein wenig Meersalz und wenn Ihr mögt,
Thymianblättchen darüber verteilen. Nochmals kurz gehen lassen und
dann für ca. 25 Minuten auf der untersten Schiene im Backofen bei 200
Grad goldbraun ausbacken.

Fladenbrot mit Weintrauben ala Calzone

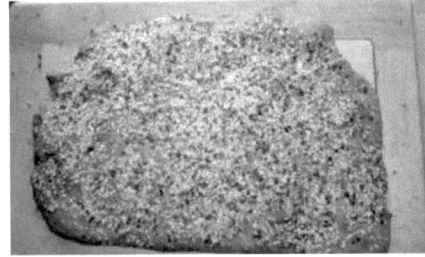

Fladenbrot mit Weintrauben 1

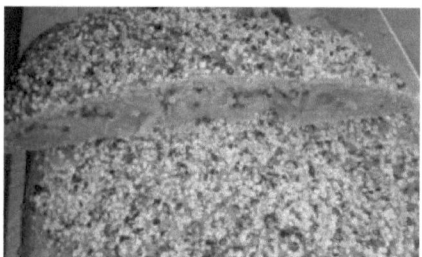

Fladenbrot mit Weintrauben 2

350 gr. Dinkel fein mahlen
180 ml Flüssigkeit (Milch-Alternativen und/oder Wasser)
1 Teelöffel Salz
1 Beutel Bio-Trockenhefe
1 Esslöffel Fett
½ Esslöffel Ahornsirup, Honig oder Agavendicksaft
Alles miteinander vermengen und gehen lassen.
Teig nochmals ordentlich durchkneten.

Den Teig ganz dünn ausrollen und eine Hälfte mit Weintraubenhälften und in der Pfanne gerösteten geschälten Hanfnüsse belegen. Die andere Hälfte des Teiges über die Trauben-Hanfnussmischung legen und leicht andrücken. Mit einer Wassermischung aus Wasser und Ahornsirup, Honig oder Agavendicksaft dünn einpinseln, als Topping oben auf die Teigtasche habe ich nochmals Hanfnüsse verteilt und dann für ca. 30 Minuten auf der untersten Schiene im Backofen bei 180 Grad goldbraun ausgebacken. Zur Füllung der "Calzone" könnt Ihr auch andere Obstsorten der Saison verwenden, z.B.: Äpfel

Schaut mal auf meiner Homepage unter Interessante-Links nach, dort gibt es weitere tolle Infos!
Wollt Ihr mehr wissen? Dann setzt Euch mit mir in Verbindung und wir vereinbaren einen Termin.
Bei der Umsetzung Eurer Ernährungsumstellung unterstütze ich Euch gerne mit Rat und Tat.
Dazu ist es nicht unbedingt notwendig, dass Ihr zu mir in die Praxis nach Bockhorn kommt. Möglich ist eine Unterstützung auch per Mail, am Telefon, am Handy oder über Skype.
Wenn Ihr Fragen habt, dann könnt Ihr Euch gerne mit mir per E-Mail in Verbindung setzen.
gesundheits_und_ernaehrungs_trainer@arcor.de oder weitere Informationen über meine Homepage erfahren.
Ein schönes Wochenende und viele liebe Grüße sendet Euch Katrin

19 Süsskartoffeln - so lecker und so gesund!
Habe wieder mal etwas Neues ausprobiert:

Gebackene Süsskartoffelscheiben

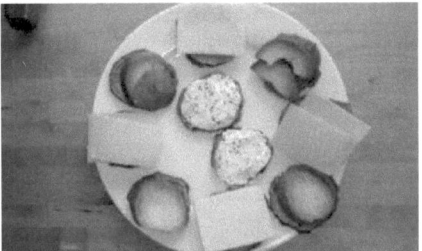

Süsskartoffeln als Fingerfood

Zutaten für die süsse Variante:
Süsskartoffeln
Frisches Obst
Mascarpone oder Ricotta
Zitronen- und/oder Limettensaft
Agavendicksaft
Geschälte Hanfnüsse

Süsskartoffelscheiben, sollten bis zu 1 cm dick sein und werden dann im
Backofen knusprig backen. Ihr könnt gleich ein ganzes Blech mit Süsskar-
toffelscheiben belegen, dann lohnt sich das Aufheizen des Backofens.
Während die Süßkartoffeln backen, könnt Ihr frisches Obst in dünne
Scheiben schneiden. Mascarpone oder Ricotta mit ein wenig Zitronen-
und/oder Limettensaft glattrühren, Agavendicksaft und geschälte
Hanfnüsse nach Geschmack zugeben und auf die fertig gebackenen Süss-
kartoffelscheiben verteilen.

Zutaten für die kräftige Variante:
Süsskartoffeln
Kartoffelcreme wie z.B.: Sour Creme, Creme fresh, u.s.w.
Käse in Scheiben

Süsskartoffelscheiben, sollten bis zu 1 cm dick sein und werden dann im
Backofen knusprig backen. Ihr könnt gleich ein ganzes Blech mit Süsskartoffelscheiben belegen, dann lohnt sich das Aufheizen des Backofens.
Während die Süßkartoffeln backen, schneidet Ihr den Käse in feine Würfel
und gebt den Käse dann in die Sour Creme, Creme fresh. Nach dem Backen der Süsskartoffelscheiben die Creme einfach nur auf die Süsskartoffelscheiben verteilen und mit frischen, kleingehackten Kräutern bestreuen.

Lecker sind auch dünn aufgeschnittene Avocados, diese werden einfach
auf die fertigen Süsskartoffelscheiben gelegt und mit frischen Kräutern be-
streut. Ihr könnt die Süsskartoffelscheiben belegen wie ein leckeres frisch

gebackenes Brot.
Die Süsskartoffelscheiben schmecken warm genauso gut wie kalt. Beim
Garnieren der fertiggebackenen Kartoffelscheiben, sind Eurer Kreativität
keine Grenzen gesetzt. Wenn Ihr z.b.: die belegten Süsskartoffelscheiben
in 2-4 Teile zerteilt, auf Cocktailspießchen steckt, könnt Ihr die Spießchen
so auf einer Party oder einem Empfang als Fingerfood anbieten.

Wissenswertes über die Avocado
Das Fruchtfleisch der Avocado besteht zu fast einem Drittel aus Fett und
dabei handelt es sich hauptsächlich um wertvolle ungesättigte Fettsäuren,
welche sich positiv auf den Cholesterinspiegel auswirken. Ausserdem stecken in der Avocado auch viel Lecithin und Vitamine, unter anderem B, A
und E.
Meistens schaffe ich keine ganze Avocado mit einem Mal zu essen. Das
braun werden des Avocados-Restes (meist eine Hälfte) verhindere ich, indem ich die Schnittfläche mit Limetten- oder Zitronensaft beträufele, bis
die ganze Schnittfläche bedeckt ist. Ihr könnt den Avocado Schnittfläche
auch mit Olivenöl bestreichen, oder Ihr legt die Avocado zum Aufbewahren in kaltes Wasser. Hauptsache es kommt keine Luft an die Schnittfläche.

Bei mir kommt die Avocado sehr viel zum Einsatz. Auf einer Scheibe frisch
gebackenem Brot macht sie sich sehr gut, als Butter- oder Margarine-Er-
satz. Mit Knoblauch, Chili, Ingwer und Limetten- oder Zitronensaft vermengt, habt Ihr einen weiteren leckeren Bortaufstrich oder als Dip für Gemüse. Diesen Dip passt auch super zu Fisch und als Sosse zu Nudeln.

Wissenswertes über die Süsskartoffeln
Caiapo als einer der Inhaltstoffe in der Süsskartoffel reguliert den Blutzu-
ckerspiegel.
In Süsskartoffeln sind ausserdem viele Nähr- und Vitalstoffe enthalten.
Ihre Farbe verdankt die Süsskartoffel einigen sekundären Pflanzenstoffen
wie etwa den Carotinoiden und Anthocyanen. Anthocyane sind hochwirk-
same Antioxidantien, die freie Radikale entlarven und somit über eine
hohe antientzündliche und antioxidative Wirkung verfügen.
Carotinoide gehören in die Gruppe der Antioxidantien und können Krebs,
Arteriosklerose, Rheuma, Alzheimer, Parkinson, Grauen Star, Alterung etc.
vorbeugen helfen.
Ausserdem enthält die Süsskartoffel die Vitamine C und dem Vitamine E,
B2, B6 und E sowie Biotin (Vitamin H). Die Schale der Süsskartoffel enthält hochwertige Ballaststoffe, die einer Darmträgheit vorbeugen.
Die Süsskartoffeln sind Stresskiller, lindern Krämpfe und stärken die Mus-
kulatur, schützen das Herz, stärken die Abwehrkräfte, ist eines der gesündesten Gemüse überhaupt und kann auch als Rohkost verwendet werden.

Die Avocado und die Süsskartoffel haben eines gemeinsam: Sie wirken
sich positiv auf den Cholesterinspiegel aus.

Schaut mal auf meiner Homepage unter Interessante-Links nach, dort gibt
es weitere tolle Infos!

Wollt Ihr mehr wissen? Dann setzt Euch mit mir in Verbindung und wir
vereinbaren einen Termin.
Bei der Umsetzung Eurer Ernährungsumstellung unterstütze ich Euch
gerne mit Rat und Tat.
Dazu ist es nicht unbedingt notwendig, dass Ihr zu mir in die Praxis nach
Bockhorn kommt. Möglich ist eine Unterstützung auch per Mail, am Telefon, am Handy oder über Skype.
Wenn Ihr Fragen habt, dann könnt Ihr Euch gerne mit mir per E-Mail in
Verbindung setzen.
gesundheits_und_ernaehrungs_trainer@arcor.de oder weitere Informationen über meine Homepage erfahren.

Ein schönes Wochenende und viele liebe Grüße sendet Euch Katrin

20 Balsam für Körper, Geist und Seele. Ein altes Hausmittel wiederentdeckt. Die gute Knochenbrühe!

Die gesundheitlichen Vorteile einer Knochenbrühe möchte ich Euch empfehlen. Und in meinem nächsten Blogbeitrag werde ich Euch einige tolle Rezepte mit Knochenbrühe vorstellen!

Sie ist für uns essentiell, Knochenbrühe wird unter anderem als altes Heilmittel bei Osteoporose, Knochenbrüchen, Infekten sowie Cellulite empfohlen. Die Knochenbrühe hat ausserdem die Kraft Paradentose, Gicht, Arthrose und anderen Gelenkerkrankungen, zu lindern.

Knochenauswahl und Herstellung der Knochenbrühe

Ihr braucht folgende Knochen vom Rind und/oder Kalb, um eine qualitativ hochwertige Knochenbrühe herzustellen:

Ochsenschwanz, Fleischknochen, Sandknochen, Querrippen, Markknochen, Beinscheiben vom Rind oder Kalb.

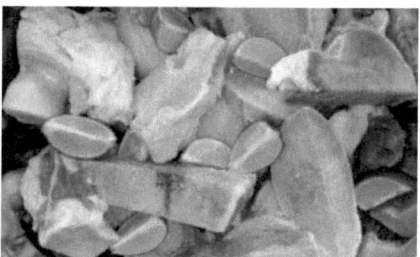

Rindermarkknochen und Limetten

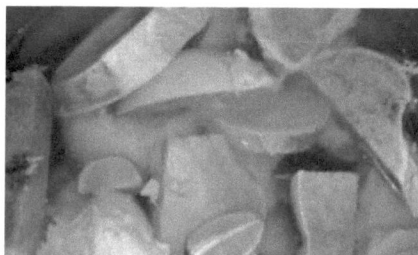

Rindermarkknochen, Limetten und kaltes Wasser

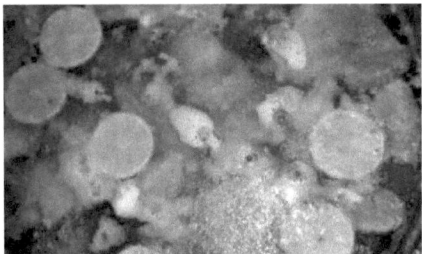

Jetzt simmert die Knochenbrühe seit 10 Stunden

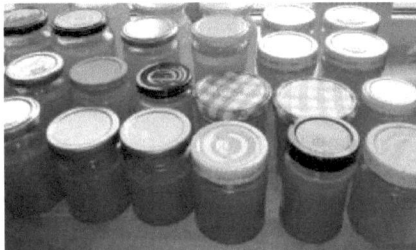

Die fertige Knochenbrühe eingeweckt in Schraubverschlussgläsern

Wenn es geht in Bioqualität oder Ihr geht zu Eurem Metzger des Vertrauens, der Euch Auskunft darüber geben kann, woher er sein Rind und/oder Kalb bezieht. Bei Freiland-Rindern und Kälbern ist die Nährstoffdichte im Fleisch und in den Knochen um ein vielfaches höher, als bei Tieren die nie Tageslicht sehen, nur im Stall aufwachsen und bei denen das Futter Inhaltsstoffe hat, die wir in einer gesunden, qualitativ hochwertigen Knochenbrühe nicht haben wollen.

Mengenverhältnis:
500 Gramm Knochen plus 1 Liter Wasser plus 1 geviertelte Limetten oder/und Zitronen = kleine Menge Knochenbrühe, ca. 750 ml Knochenbrühe.

Die Knochen werden in einen Topf gegeben, mit weichem oder gefiltertem kalten Wasser sowie mit ein bis zwei geviertelte Limetten oder/ und Zitronen bedeckt um die Knochen mindestens 12-24 Stunden im Wasser mit den Limetten oder/und Zitronen simmern zu lassen. Den Schaum auf der Brühe solltet Ihr abnehmen. Nach ca. 12-24 Stunden wird die Knochenbrühe abgeseiht. Dazu lege ich ein Mulltuch in meinen Durchschlag (siebähnliches Küchengerät) und filtere dadurch alle Schwebstoffe in der Knochenbrühe heraus.

TIPP:
Bitte nehmt Zitronen und/oder Limetten, obwohl es in den Knochenbrühe

Rezepten immer wieder heißt, man solle Essig nehmen. Die Säure der Zitrone und/oder Limette entzieht den Knochen die Mineralstoffe. Essig hat den Nachteil, dass er zwar auch Mineralien löst, aber auch Glutamate. Wer mit Glutamaten Schwierigkeiten hat, sollte auf alle Fälle Zitronen und/oder Limetten statt Essig verwenden. Essig habe ich aus meiner Küche verbannt und fahre ganz prima damit. Bis heute habe ich Essig nicht einmal vermisst!

Suppengrün, oder anderes Gemüse hat bei dem langen Kochvorgang nichts in der Knochenbrühe zu suchen. Die Vitalstoffe des Gemüses sind nach so langer Kochzeit längst zerkocht. Der Geschmack der Knochenbrühe wird einzig aus den Knochen gewonnen.

Aufbewahrung
Ihr könnt die fertige Knochenbrühe heiß in Schraubgläser füllen und Einwecken, oder abgekühlt eine gute Woche im Kühlschrank aufheben, oder Ihr friert die erkaltete Knochenbrühe in Portionen ein, so hält sie sich gut ein Jahr und Ihr habt immer einen Vorrat im Haus.

Damit könnt Ihr leckere Suppen zubereiten, Soßen aufwerten, Ihr könnt darin Gemüse dünsten oder sie einfach so trinken. Versucht bitte einmal, über einen längeren Zeitraum, morgens eine Tasse warme Knochenbrühe zu trinken. Ihr werdet nach kurzer Zeit eine positive Veränderung in Eurem Körper spüren.

Warum Knochenbrühe?
Ein Mangel an Vitalstoffen, die unser Körper dringend für die Gesunderhaltung unserer Gelenke und besonders für die Produktion unserer Synovialflüssigkeit (Gelenkschmiere) benötigt, äußert sich darin, dass unsere Gelenke austrocken und der Verschleißprozess beginnt dann mit schmerzenden und immer steifer werdenden Gelenken.

Durch den Verzehr von Knochenbrühe haben wir es in der Hand, ganz einfach diesen Prozess zu verzögern und dadurch bis ins hohe Alter schmerzfrei zu leben.

Die Knochenbrühe enthält die Aminosäuren Prolin und Glycin, ein sehr wichtiger Bestandteil des Kollagens. Dieses Kollagen ist wichtig für die Gesundheit von Zähnen, Haaren, Haut, Sehnen, Knorpel, Knochen und Gelenken. Ausserdem regen Glycin und Prolin das Immunsystem an und können Infektionen abschwächen.

Bei einem Mangel an den Aminosäuren Glycin oder Prolin werden als erstes Kollagene, die in unseren Knochen und Gelenken enthalten ist, abgebaut.

Die Aminosäure Glycin spielt eine wichtige Rolle bei den folgenden Prozessen in unserem Körper:
- beim Hämoglobinstoffwechsel (Hämoglobin transportiert den Sauerstoff

im Blut)
- bei der Bildung von Kreatin (brauchen die Muskelzellen als Energielieferant)
- für das Zusammenspiel mit der Gallensäure, welche wichtig für den Fettabbau ist
- Glycin ist wichtiger Bestandteil des Proteins (Eiweiß) Glutathion, welches im Körper als Antioxidants arbeitet und so als Radikalenfänger in unserem Körper   arbeitet.
- Glycin wird als Bestandteil für unsere DNA benötigt, ausserdem hilft uns Glycin bei der Regulierung unseres Blutdrucks und kann uns bei Gicht, Arteriosklerose, Arthrose und Osteoporose unterstützen.
- Prolin unterstützt den Prozess, die Arterien vor Verkalkung zu schützen und beugt so Herzerkrankungen vor. Die aus Prolin im Körper gebildete Aminosäure Hydroxyprolin wirkt sich dämpfend auf entzündliche Vorgänge in unseren Gelenken aus.

Sowohl Glycin als auch Prolin haben keine toxische Wirkung, daher könnt Ihr Glycin und Prolin über eine gute Knochenbrühe unbedenklich dem Körper zuführen um die positiven Effekte aus einer Knochenbrühe zu nutzen. In unserem Gewebe, Knochen und Knorpel ist Prolin und Glycin in einer hohen Konzentration enthalten. Mangelt es uns an diesen beiden Stoffen, merken wir es sehr schnell daran, dass uns unsere Gelenke weh tun.

Glycin und Prolin enthalten überdies die für uns so wichtigen Mineralstoffe wie: Calcium, Magnesium und Phosphor.

Weiterhin enthält Knochenbrühe Chondroitin und Glucosamin. Beides sind Bestandteile von Knorpel und Sehnen, die durch den langen Kochvorgang in die Brühe gelöst werden.

Knochenbrühe enthält eine Vielzahl von Mineralien in leicht absorbierbarer (gute Aufnahme und Verwertung durch unseren Körper) Form, die wir durch unsere denaturierte Ernährung nicht mehr in ausreichender Form aufnehmen.

Knochenbrühe enthält ausserdem Kollagen und andere Anti-Aging- und Cellulite Nährstoffe, einschließlich Glucosamin und Chondroitin. In der Knochenbrühe sind diese Nährstoffe sogar mehr als in anderen Nahrungsergänzungsmitteln enthalten.

Ausserdem stärkt Knochenbrühe unser Immunsystem und heilt unsere Darmschleimhaut.

Alternativ zur Knochenbrühe könnt Ihr auch folgendes Produkt verwenden:
"Produktinformationen "Kollagen Hydrolysat Collagen 1000g Vorratsbeutel"

manako ® Kollagen-Hydrolysat Collagen 1000g Vorratsbeutel
Das manako ® Kollagen Hydrolysat Pulver wird durch enzymatische Spaltung von Kollagen gewonnen und wird so zu einem hellen, weißgelben wasserlöslichen Pulver, das hauptsächlich Protein-Bausteine sog. Peptide enthält. Peptide kann der menschliche Körper besonders gut und schnell aufnehmen. Eiweiß dagegen muss der Körper erst mühsam in Peptide zerkleinern.

Manako Kollagenhydrolysat stellt daher eine schnell verfügbare Eiweiß- und Energiequelle dar. Die schnelle Auffüllung der Speicher ist besonders für Sportler interessant.

Anders als bei anderen Proteinen besteht bei Kollagenhydrolysat praktisch kein Allergenrisiko und es lassen sich klare, geschmacksneutrale Getränke damit herstellen. Daher ist die Anwendbarkeit unseres Pulvers riesengroß, z.B. zur Proteinanreicherung in diätetischen Lebensmitteln und Getränken.

Kollagen als solches ist ein extrazelluläres Strukturprotein, also ein Eiweiß, das für die Festigkeit und die Flexibilität des Bindegewebes verantwortlich ist. Es macht 25 % bis 30 % des menschlichen Proteinvorkommens aus und ist vor allem in Knochen, Zähnen, Knorpel, Sehnen, Bändern und in der Haut zu finden.
Nahrungsergänzungsmittel sind kein Ersatz für eine ausgewogene und abwechslungsreiche Ernährung.
Für Kinder unzugänglich aufbewahren!
Wir achten für Sie auf Qualität:
Unser Hersteller produziert das hochreine Kollagenhydrolysat von gesunden Rindern, die auch zum menschlichen Verzehr freigegeben sind.
Die Herstellung erfolgt gemäß den EU- Hygieneverordnungen Nr. (EG) Nr. 852/2004 über Lebensmittelhygiene sowie Nr. 853/2004 mit spezifischen Hygienevorschriften für Lebensmittel tierischen Ursprungs."
Quelle: Kollagen von Makana

Kollagenhydrolysat hat folgende Wirkung:
Es fördert den Aufbau des Knorpels
Stärkt die Kraftentwicklung
Schmerzen und Steifheit im unseren Gelenke werden gelindert

Unsere Vorfahren habe über die Nahrung mehr Kollagen durch ihre Ernährung aufgenommen, als wir heute mit unserer industriell hergestellten, denaturierten Ernährung. Damals wurde das ganze Tier z.B.: ein Rind verwertet. Wir bevorzugen heute das Muskelfleisch, Knochen sind bei uns heute Abfall.
Wie wichtig Kollagen ist, habe ich Euch hier aufgezeigt. Also – back to the roots – zurück zu unseren Wurzeln es wird unser Schaden nicht sein.

Schaut mal auf meiner Homepage unter Interessante-Links nach, dort gibt es weitere tolle Infos!

Wollt Ihr mehr wissen? Dann setzt Euch mit mir in Verbindung und wir vereinbaren einen Termin.
Bei der Umsetzung Eurer Ernährungsumstellung unterstütze ich Euch gerne mit Rat und Tat.
Dazu ist es nicht unbedingt notwendig, dass Ihr zu mir in die Praxis nach Bockhorn kommt. Möglich ist eine Unterstützung auch per Mail, am Telefon, am Handy oder über Skype.
Wenn Ihr Fragen habt, dann könnt Ihr Euch gerne mit mir per E-Mail in Verbindung setzen.
gesundheits_und_ernaehrungs_trainer@arcor.de oder weitere Informationen über meine Homepage erfahren.

Ein schönes Wochenende und viele liebe Grüße sendet Euch Katrin

21 Knochenbrühe und seine vielfältige Verwendung
Knochenbrühe für mehr Energie
Dazu braucht Ihr:
300 ml Knochenbrühe
1 Esslöffel Fett
1 Esslöffel MCT Öl 1000ml

(Bereits ein Esslöffel Fett liefert Dir reichlich Laurinsäure und ein Esslöffel hochwertiges MCT (Medium-Chain-Triglyceride)
liefert Dir die wertvollen, ketogenen Fettsäuren Capryl- und Caprinsäure, nähere Informationen zum MCT-Öl siehe HIER)
Brühe und das Fett erwärmen und salzen nach Geschmack. Ich gebe in die trinkfertige warme Knochenbrühe noch frische Kräuter hinzu.

Knochenbrühe für die Schönheit
Dazu braucht Ihr:
300 ml Knochenbrühe
100 ml Rote Beete Saft
Knochenbrühe auf Trinktemperatur erwärmen und vom Herd nehmen.
Dann mit dem Rote Beete Saft vermischen und Trinken.

Knochenbrühe zum Abnehmen
Dazu braucht Ihr:
300 ml Knochenbrühe
1 – 2 Zitronen oder Limetten
Brühe erwärmen und den Saft von 1-2 Zitronen oder Limetten in die Brühe geben und trinken.

Knochenbrühe für eine kalte Avocado Suppe
Dazu braucht Ihr:
3 reife Avocados
300 Gramm Joghurt
600 ml Knochenbrühe
Salz nach Geschmack
und eine ordentliche Prise frisch zermahlenen schwarzen Pfeffer

Avocados von ihrer Schale und Ihrem Kern befreien und alle Zutaten mit einem Zauberstab sämig mixen. Fertig!

Knochenbrühe mit Knoblauchzehen
Dazu braucht Ihr:
4 Knoblauchzwiebeln
1 Teelöffel getrockneter Majoran
1 Teelöffel getrockneter Oregano
1 ½ Liter Knochenbrühe
Salz nach Geschmack
und eine ordentliche Prise frisch zermahlenen schwarzen Pfeffer

Knochenbrühe mit den Kräutern und dem geschälten Knoblauch langsam köcheln lassen, bis der Knoblauch weich ist. Dann alles gut pürieren.

Knochenbrühe mit Süsskartoffeln und Äpfeln
Dazu braucht Ihr:
2 große Süsskartoffeln
4 Äpfel (nicht schälen, nur vom Kerngehäuse befreien)
400 ml Knochenbrühe
1 Esslöffel Fett
Zimtpulver und Salz nach Geschmack

Süsskartoffeln schälen und in kleine Würfel schneiden, ebenso die Äpfel. Alle Zutaten in einen Topf geben und ca. 10 Minuten garen. Mit einem Kartoffelstampfer alles zerkleinern und servieren.

Knochenbrühe mit Kürbis und Salbei
Dazu braucht Ihr:
1 Hokkaido Kürbis
3-5 Blätter frischer Salbei
1 Liter Knochenbrühe
1 Esslöffel Fett
Frisch gemahlener schwarzer Pfeffer und Salz nach Geschmack

Den Kürbis in kleine Würfel schneiden und mit dem Salbei, sowie mit dem Fett in der Knochenbrühe weichkochen. Frisch gemahlener schwarzer Pfeffer und Salz nach Geschmack dazugeben und servieren.

Probiert doch mal, wie ein Eintopf (Linsen, Erbsen oder Bohnen) schmeckt, wenn Ihr als Grundlage Eure selbstgemachte Knochenbrühe nehmt, oder mal eine leckere Gemüsesuppe mit Gemüse der Saison.

Schaut mal auf meiner Homepage unter Interessante-Links nach, dort gibt es weitere tolle Infos!

Wollt Ihr mehr wissen? Dann setzt Euch mit mir in Verbindung und wir vereinbaren einen Termin.
Bei der Umsetzung Eurer Ernährungsumstellung unterstütze ich Euch gerne mit Rat und Tat.
Dazu ist es nicht unbedingt notwendig, dass Ihr zu mir in die Praxis nach Bockhorn kommt. Möglich ist eine Unterstützung auch per Mail, am Telefon, am Handy oder über Skype.
Wenn Ihr Fragen habt, dann könnt Ihr Euch gerne mit mir per E-Mail in Verbindung setzen.
gesundheits_und_ernaehrungs_trainer@arcor.de oder weitere Informationen über meine Homepage erfahren.

Ein schönes Wochenende und viele liebe Grüße sendet Euch Katrin

22 Gefriergetrocknete Früchte gehören zu den gesündesten Lebensmitteln der Welt

Gefriergetrocknete Früchte sind:
- ohne künstliche Farbstoffe
- ohne künstliche Aromen
- ohne Glutamat/Geschmacksverstärker
- ohne Konservierungsstoffe
- ohne Industriezucker
- ungeschwefelt
- Laktosefrei
- vegan
- vegetarisch und
- voller Mineral- und Vitalstoffe sowie
- mit natürlichem Fruchtzucker

Folgende Sorten habe ich entdeckt und probiert:
- Äpfel
- Aroniabeeren
- Ananas
- Bananen
- Cranberrys
- Erdbeeren
- Himbeeren
- rote und schwarze Johannisbeere
- Physalis und
- Sauerkirschen

1 Kilo gefriergetrocknete Früchte = 10 Kilo frische Früchte
Für 1 Kilo gefriergetrocknete Früchte werden 10 Kilo frische Früchte benötigt. Ausserdem braucht es viel Zeit, wenn die Früchte schonend gefriergetrocknet werden. Daher der hohe Preis für diese leckeren, luftigen und knusprigen Früchtchen.

Erntefrischen Früchten wird nach dem Frosten schonend das als Eis gebundene Wasser entzogen.
Dadurch verlieren die Früchte einen Großteil ihres Gewichts, behalten aber die typischen Eigenschaften wie Geschmack, Struktur und Nährstoffe.

Es ist auch möglich, dass Ihr die gefriergetrockneten Früchte selber herstellt. Ihr braucht dafür frische Früchte, wenn die Saison dafür da ist, einen Tiefkühlschrank, Platz im Tiefkühlschrank und viel Zeit, da die frischen, in Scheiben oder feinen Würfel geschnittenen Früchte ca. 1 Woche im Tiefkühler bei mindestens 10 Grad minus verweilen müssen.

Aufbewahrung:
Das Aufbewahren der gefriergetrockneten Früchte sollte in luftdicht verschlossenen Behälter erfolgen. Kommen die gefriergetrockneten Früchte mit Sauerstoff in Berührung, dann werden sie nach kurzer Zeit pappig, da die Früchte Feuchtigkeit anziehen.

Verwendung:
Die gefriergetrockneten Früchte könnt Ihr in Eurer Müsli geben. Oder Ihr könnt die Früchte so weg knabbern, in einem Smoothie machen sich die Früchte auch gut (für mich aber dafür viel zu schade) oder in Joghurt, oder, oder…
Nicht nur Kinder lieben diese gefriergetrockneten Früchte. Damit ist Naschen erlaubt, ohne das ein schlechtes Gewissen entsteht.
Genuss ohne Reue! Vorsicht: SUCHTGEFAHR!
Quellen:
BUAH® 8x 250ml Best-Of-SMOOTHIE-Snack-Set | gefriergetrocknete Früchte & Superfoods für leckere Früchte-Smoothies und gesunde Snacks zwischendurch | 100% Frucht | 0% Zusätze | Healthy Snacks
© TALI e.K.
Azafran GmbH

Schaut mal auf meiner Homepage unter Interessante-Links nach, dort gibt es weitere tolle Infos!

Wollt Ihr mehr wissen? Dann setzt Euch mit mir in Verbindung und wir vereinbaren einen Termin.
Bei der Umsetzung Eurer Ernährungsumstellung unterstütze ich Euch gerne mit Rat und Tat.
Dazu ist es nicht unbedingt notwendig, dass Ihr zu mir in die Praxis nach Bockhorn kommt. Möglich ist eine Unterstützung auch per Mail, am Telefon, am Handy oder über Skype.
Wenn Ihr Fragen habt, dann könnt Ihr Euch gerne mit mir per E-Mail in Verbindung setzen.
gesundheits_und_ernaehrungs_trainer@arcor.de oder weitere Informationen über meine Homepage erfahren.

Ein schönes Wochenende und viele liebe Grüße sendet Euch Katrin

23 Fertigmüslis vs. Müsli aus der eigenen Herstellung

Habe mich in den letzten Wochen durch den Fertigmüslimarkt gegessen. Meine Ergebnisse möchte ich gerne mit Euch teilen. Es war ein sehr spannendes Projekt. Alle getesteten und probierten Müslis hatten so ihre Vorteile wie auch ihre Nachteile. Es hat mich sehr erstaunt, dass die Fertigmüslis bei genauerer Betrachtungsweise recht teuer sind. Wenn ich meine eigene Hausmischung zugrunde lege. Schaut Euch die Fertigmüslis mal selber im Detail an, ihr werdet Euch wundern. Der Löwenanteil in den Fertigmüslis gehört dem Getreide bzw. Pseudogetreide. Mit den besonders teuren Zutaten wie z.B.: gefriergetrockneten Früchten, wird in den Fertigmüslis sehr sparsam umgegangen. Der Geschmack der Fertigmüslis war nicht schlecht, doch habe ich immer wieder festgestellt, dass sich in den Fertigmüslis Zucker versteckt. Ausserdem bekam ich bei dem ein und anderen Fertigmüsli nach kurzer Zeit wieder Hunger. Ein Hungergefühl bei dem von mir hergestellten Müsli, kenne ich nicht. Esse ich morgens gegen 8 Uhr mein Müsli, hält dies bis mindestens 13 Uhr vor, bevor ich wieder Appetit auf etwas Essbares bekomme.

Hier stelle ich Euch die von mir getesteten Müslis einmal kurz vor:
Barnhouse
Füllmenge: 375g, 400g und 700g
Preis: ab 7,17 Euro für 1kg
Gefriergetrockneter Früchteanteil: ca. 3 - 6 % vom Gesamtgewicht

My Müsli
Füllmenge: 575g
Preis: ab 6,90 Euro für 575g
Gefriergetrockneter Früchteanteil: ca. 3 - 6 % vom Gesamtgewicht

goodme
Füllmenge: 435g
Preis: ab 7,95 Euro für 435g
Gefriergetrockneter Früchteanteil: ca. 3 % vom Gesamtgewicht

BEAVITA Slim Müsli, 550 g
Füllmenge: 550g
Preis: ab 3,99 Euro für 550g
Sojaflocken und Sojaperlen, geeignet für eine Paleoernährung

Layenberger LowCarb.one Protein Müsli, Cranberry-Pflaume
Layenberger LowCarb.one Protein Müsli, Ananas-Maracuja
Layenberger LowCarb.one Protein Müsli, Brombeere-Apfel
Layenberger LowCarb.one Protein Müsli, Himbeere-Erdbeere
Füllmenge: 565g
Preis: ab 5,99 für 565g
Alle mit einem geringen Anteil an gefriergetrockneten Früchten
Layenberger Müslis sind geeignet für eine Paleoernährung

Meine Müslizutaten:

1kg Bio Hafer	2,60	Euro
1kg Bio Dinkel	2,80	Euro
1kg gefriergetrocknete Früchte	56,00	Euro
1kg Trockenfrüchte	9,00	Euro
1kg Nussmischung	8,00	Euro
1kg Saatenmischung	10,00	Euro
1kg Socas Bio Protein Flakes	22,00	Euro

7kg Müsli für 110,40 Euro = Pro Kilo 15,77 Euro

1kg Bio Hafer
reicht für ca. 30 Portionen Müsli bzw. reicht für einen Monat.
Morgens flocke ich 2 Esslöffel frisch für mein Müsli

1kg Bio Dinkel
reicht für ca. 30 Portionen Müsli bzw. reicht für einen Monat.
Morgens flocke ich 2 Esslöffel frisch für mein Müsli

1kg gefriergetrocknete Früchte
sind gleich 200 Portionen, wenn ich 5g Früchte in mein Müsli gebe. Das heißt, dass ich für 200 Tage ausreichend Früchte habe.
Die Fertigmüslis haben nicht so einen hohen Anteil an Früchten in ihren Müslis. Bei den gefriergetrockneten Früchten bevorzuge ich Erdbeeren und Ananas.

1kg Trockenobst
reicht für ca. 30 Portionen Müsli bzw. reicht für einen Monat
nehme ich gerne im Winter. Diese weiche ich über Nacht ein und gebe sie dann am anderen Morgen zu meinem Müsli dazu. Bei den Trockenfrüchten bevorzuge ich folgende Sorten: Apfel, Datteln, Ananas, Feigen, Pflaumen und Aprikosen.

1kg Nussmischung
reicht für ca. 30 Portionen Müsli bzw. reicht für einen Monat
Besteht aus Mandeln, Haselnüssen, geschälte Hanfnüsse, Cashewkernen und Walnüssen

1kg Saatenmischung
reicht für ca. 30 Portionen Müsli bzw. reicht für einen Monat
Saatenmischung besteht aus Chiasamen, Gepufftes Canihua, Gerösteten Buchweizen, Leinsamen, Sesam und Flohsamen, Sonnenblumenkerne und Kürbiskerne

1kg Socas Bio Protein Flakes
reichen für 150 Portionen reines Eiweiß.

Mein Frühstück für 2 Personen:
4 Esslöffel Hafer und Dinkelflocken (nach dem Flocken weiche ich den Hafer und den Dinkel für 20 Min. ein) oder, falls Ihr den Hafer- und die Dinkelkörner mahlt (Mühle oder Kaffeemühle) über Nacht bei Zimmertemperatur einweichen.
2 Esslöffel gefriergetrocknete Früchte, getrocknete Früchte oder frische Früchte
2 Esslöffel Nussmischung
2 Esslöffel Saatenmischung
1 Esslöffel Socas Bio Protein Flakes
Das Ganze mit Milch oder einer Milchalternative (Reis-, Hafer-, Dinkel- oder Mandelmilch) aufgießen und Genießen.

Die Vorteile eines selbsthergestellten Müslis:

- Hafer- und Dinkelkörner werden frisch geflockt oder geschrotet und enthalten dadurch alle Vitalstoffe, die verloren gehen, wenn das geschrotete oder geflockte Korn länger als 10 Minuten nach dem Schroten bzw. Flocken mit Sauerstoff in Verbindung steht
- Die Früchte bekomme ich viel günstiger und die Menge in meinem Müsli ist um ein vieles höher als in den Fertigmüslis
- Die Nussmischung bekomme ich viel günstiger und die Menge in meinem Müsli ist um ein vieles höher als in den Fertigmüslis
- Die Saatenmischung bekomme ich viel günstiger und die Menge in meinem Müsli ist um ein vieles höher als in den Fertigmüslis
- Die Socas Bio Protein Flakes bekomme ich viel günstiger und die Menge in meinem Müsli ist um ein vielfaches höher als in den Fertigmüslis
- Ich weiß genau, was mein Müsli enthält. Ausserdem kenne ich von all meinen Zutaten die Quellen. Das gibt mir ein gutes Gefühl und schmecken tut mir und meinem Mann das Müsli sehr gut!

Schaut mal auf meiner Homepage unter Interessante-Links nach, dort gibt es weitere tolle Infos!

Wollt Ihr mehr wissen? Dann setzt Euch mit mir in Verbindung und wir vereinbaren einen Termin.
Bei der Umsetzung Eurer Ernährungsumstellung unterstütze ich Euch gerne mit Rat und Tat.
Dazu ist es nicht unbedingt notwendig, dass Ihr zu mir in die Praxis nach Bockhorn kommt. Möglich ist eine Unterstützung auch per Mail, am Telefon, am Handy oder über Skype.
Wenn Ihr Fragen habt, dann könnt Ihr Euch gerne mit mir per E-Mail in Verbindung setzen.
gesundheits_und_ernaehrungs_trainer@arcor.de oder weitere Informationen über meine Homepage erfahren.

Ein schönes Wochenende und viele liebe Grüße sendet Euch Katrin

24 Warme Müsli für die kalte Jahreszeit

Müsli aus der eigenen Herstellung

Vor zwei Wochen habe ich Euch einen Vergleich gezeigt zwischen den Fertigmüslis und dem Müsli aus der eigenen Herstellung. Dort habe ich Euch auch mein Müsli erklärt. Jetzt, wo die Tage dunkler und kälter werden, essen wir morgens auch sehr gerne ein warmes Müsli. Es wärmt schön durch und hält lange vor. Ein sehr guter Start in den Tag, ebenso wie das Müsli, dass nicht gekocht wird.

Für die kalte Jahreszeit stelle ich Euch hier mal zwei Rezepte vor, die Ihr aber nach Lust und Laune variieren könnt. So schmecken die Müslis immer wieder anders und es kommt keine Langeweile auf. Viel Spaß beim Experimentieren.

Müsli aus Pseudogetreide

1 Tasse Pseudogetreide wie zum Beispiel Canihua, Amaranth, Quinoa, Hirse, Buchweizen oder Reis
3 Tassen Kokosmilch, Reismilch, Dinkel- oder Hafermilch
2 Äpfel nur entkernen und würfeln, nicht schälen
Zimt, Kardamom, 1 Vanilleschote und/oder ein paar Safranfäden, wenn vorhanden und Ihr es mögt.
50 g Mandelblättchen
1 Teelöffel Kokosöl
1 Teelöffel Agavendicksaft, Ahornsirup oder Honig
Zitronensaft und/oder den Abrieb einer Zitrone (dafür, wenn es geht, bitte Bio-Zitronen verwenden)
1 Esslöffel Raw-Kakaopulver

1 Tasse Pseudogetreide wie zum Beispiel Canihua, Amaranth, Quinoa, Hirse, Buchweizen oder Reis fein mahlen (entweder mit einer Getreidemühle oder einer Kaffeemühle) in 3 Tassen Kokosmilch, Reismilch, Dinkel- oder Hafermilch 15 Minuten langsam köcheln lassen, vom Herd nehmen und ausquellen lassen.

Während das Pseudogetreide ausquillt, gebt Ihr in eine heiße Pfanne Mandelblättchen hinein und lasst sie kurz rösten. Nach dem Rösten gebt Ihr Kokosöl dazu, nachdem das Kokosöl aufgeschmolzen ist, kommen die gewürfelten Äpfel, Gewürze, Zitronensaft sowie Agavendicksaft, Ahornsirup oder Honig in die Pfanne. Alles unter Rühren 10 Minuten simmern lassen. Zum Schluss einen Esslöffel Raw-Schokoladenpulver dazugeben sowie das ausgequollene Pseudogetreide.

Alternativ könnt Ihr auch Kokosöl in einer Pfanne erhitzen, Kokosblütenzucker und Haselnüsse dazu geben und unter ständigem Rühren karamellisieren lassen – dann zum Pseudogetreide geben und schon ist ein warmes Müsli servierbereit.

Hier ein Link zur Erklärung der einzelnen Pseudogetreidesorten
Erklärung zum Peudogetreide

Müsli aus Getreide

100 g geschrotetes bzw. zerkleinertes Getreide (Hafer, Dinkel, Kamut,

Emmer und/oder Einkorn)
300 ml Reismilch, Dinkel-, Kokos- oder Hafermilch
1 Messerspitze Ingwerpulver und Kurkumapulver
Zimt und/oder Kardamom
Zitronensaft und/oder den Abrieb einer Zitrone (dafür, wenn es geht, bitte
Bio-Zitronen verwenden)
Trockenfrüchte
Nüsse
Saaten

Das Getreide in der Milch erhitzen und ausquellen lassen. Die Gewürze,
Zitrone und die zerkleinerten Trockenfrüchte dazugeben und zum Schluss
die Nüsse und Saaten unterheben.

Porridge
2 Esslöffel Hafer, flocken oder in der Mühle zerkleinern
1 Esslöffel Chia Samen
200 ml Hafer-, Dinkel-, Reis- oder Mandelmilch
Frische Früchte der Saison (jetzt z.B.: Äpfel), oder Trockenfrüchte
Gehackte Nussmischung nach Belieben
Agavendicksaft oder Ahornsirup oder Honig und Zimt

Zubereitung:
Hafer, Chiasamen und die Milch erhitzen. Langsam köcheln lassen, bis die
Masse die für Euch richtige Konsistenz hat.
Früchte, Nüsse und die Süsses sowie den Zimt unter das fertige Porridge
heben. Lasst es Euch schmecken!

Schaut mal auf meiner Homepage unter Interessante-Links nach, dort gibt
es weitere tolle Infos!

Wollt Ihr mehr wissen? Dann setzt Euch mit mir in Verbindung und wir
vereinbaren einen Termin.
Bei der Umsetzung Eurer Ernährungsumstellung unterstütze ich Euch
gerne mit Rat und Tat.
Dazu ist es nicht unbedingt notwendig, dass Ihr zu mir in die Praxis nach
Bockhorn kommt. Möglich ist eine Unterstützung auch per Mail, am Telefon, am Handy oder über Skype.
Wenn Ihr Fragen habt, dann könnt Ihr Euch gerne mit mir per E-Mail in
Verbindung setzen.
gesundheits_und_ernaehrungs_trainer@arcor.de oder weitere Informationen über meine Homepage erfahren.

Ein schönes Wochenende und viele liebe Grüße sendet Euch Katrin

25 Vitamin D - Vitamin B12 - Cortisol - Serotonin - Testosteron - Testen mit ceracreen

Mit der Firma www.cerascreen.de arbeite ich schon seit einiger Zeit als Vitamin-D-Beraterin zusammen. Dort beziehe ich meine benötigten Test-Sets für meine Gesundheits-, Ernährungs- und Vitamin-D-Beratung. Für die von Euch, die mich nicht besuchen können, habe ich mal einige Tests für Euch vorbereitet, um Euch nahe zu bringen, wie wichtig so ein Test für jeden von uns sein kann. Da ich mit diesem Labor nur gute Erfahrungen gemacht habe, lege ich Euch genau dieses Labor sehr ans Herz. Es gibt dort noch viele andere Tests, hier stelle ich Euch nur einige davon vor. Bei Fragen könnt Ihr Euch direkt an das Labor wenden, oder Ihr vereinbart bei mir einen Termin.

"Vitamin D Test

Vitamin D ist an folgenden Stoffwechselprozessen beteiligt:
+ Steigert Bildung von Muskelfasern sowie Muskelzellen und fördert Calcium-Freisetzung im Muskel
+ Stärkt Knochenbau sowie Muskulatur und senkt somit im Alter das Sturzrisiko und die Gefahr von Oberschenkelhalsbrüchen
+ Verbessert die Stimmung
+ Senkt das Diabetes-Risiko
+ Reduziert Entzündungsneigung und senkt den Blutdruck
+ Vermindert das Risiko für Herz- und Hirninfarkte
+ Stärkt Lungenfunktion sowie Immunsystem und wirkt sich positiv auf Allergien und Asthma aus
+ Verhindert Knochenerweichung bei Kleinkindern (Rachitis) und Erwachsenen (Osteomalazie)

Vitamin D gilt allgemein als Wohlfühlvitamin und unterstützt mehr als 30 wichtige Körperfunktionen. Da Vitamin D aber primär durch den Sonnenkontakt auf der Haut gebildet wird, ist die große Mehrheit der Menschen nicht ausreichend mit Vitamin D versorgt! Hinzu kommen Ernährungsbedingungen vieler Menschen, die die Aufnahme und Speicherung von Vitamin D nicht unterstützen.
Die Vitamin-D Konzentration liegt bei vielen Menschen, aufgrund der Ernährungsbedingungen und fehlender Sonneneinstrahlung, nicht selten bei unter 31 Nanogramm pro Mililiter (ng/ml) und damit unterhalb der von Therapeuten geforderten Mindestkonzentration. Experten aus dem Fachbereich der orthomolekularen Medizin empfehlen hingegen einen Spiegel von 40 - 60 ng/ml als Zielwert für eine optimale und präventive Versorgung.

Vitamin B12 Test

Vitamin B12 ist als Co-Enzym an folgenden Stoffwechselprozessen beteiligt:
+ DNA-Bildung
+ Nervenschutz und -regeneration
+ Zellteilung und -atmung
+ Blutbildung

105

+ Synthese von Botenstoffen
+ Entgiftung

Vitamin B12 ist ein sogenanntes essentielles Vitamin. Das bedeutet, dass der Körper es nicht bzw. nicht in ausreichendem Umfang selbst herstellen kann. Vitamin B12 kann in sehr geringem Umfang von den Bakterien im Dünndarm produziert werden. Ohne regelmäßige Zufuhr von Vitamin B12 über die Nahrung kann die Gesundheit des menschlichen Organismus beeinträchtigt werden.

Cortisol Test

Für Menschen ist Cortisol neben den sogenannten Katecholaminen Noradrenalin, Adrenalin und Dopamin und deren Abkömmlinge das wichtigste Stresshormon. In Stresssituationen kommt es zu einem starken Anstieg der Cortisol-Produktion. Insgesamt reagiert das Cortisolsystem träge, anders als das Katecholaminsystem, welches sofort reagiert, jedoch bald wieder nachlässt. Die Stressreaktion der Katecholamine äußert sich im Zusammenziehen von Haut- und Darmgefäßen und der Gefäßerweiterung in der Muskulatur. Zudem wird die Umverteilung von sauerstoff- und nährstoffhaltigem Blut für eventuelle Muskelanstrengungen evolutionsgeschichtlich im Falle von Kampf oder Flucht gefördert. Diese Wirkung der Katecholamine ist nur möglich unter Beteiligung von Cortisol. Die Regulation der Hormone erfolgt über die sogenannte endokrine Stressachse, die Hypothalamus - Hypophysen - Nebennierenrinden - Achse. Dabei wird durch die entsprechenden Gegenspieler der Hormonstatus wieder in Balance gebracht, sobald Schwankungen entstehen. Ist dieser Reaktionsmechanismus an einem der beteiligten Organe oder auch über dauerhaftes Stressaufkommen gestört, kommt es zum Entgleiten des physiologischen Cortisol-Spiegels. Nachfolgend finden Sie ein Beispiel eines Speichel-Cortisol Tagesprofils im Normbereich. Bei einem Burnout-Syndrom ist der Cortisol-Spiegel unterhalb des normalen Bereiches, wohingegen er bei akutem und chronischem Stress erhöht ist. Dies können Sie in Abbildung 2 erkennen, in der eine beispielhafte Cortisol-Tagesrythmik der verschiedenen Stresssituationen dargestellt wird.

Serotonin Test

Unentdeckte LebensmittelalleBei vielen Menschen ist die Serotonin-Konzentration im Urin wegen unterschiedlicher Grunderkrankungen oder Lebensgewohnheiten nicht im Bereich des Normalwertes von 50 - 250 Mikrogramm pro Gramm Kreatinin. Serotonin wird ausgehend von der lebenswichtigen Aminosäure Tryptophan gebildet. Diese Aminosäure kann der Körper nicht selbst bilden, sondern muss über die Nahrung zugeführt werden. Serotonin wird im Magen-Darm-Trakt und im zentralen Nervensystem erzeugt und mit den Thrombozyten (Blutplättchen) an die Wirkungsorte transportiert. Zudem benötigt es die Vitamine B3, B6 und C als Co-Faktoren, um seine Wirkung entfalten zu können.

Testosteron Test

Bestimmte Lebensphasen, Grunderkrankungen und Medikationen können

zu einer Veränderung des Testosteron-Wertes führen. Daher ist eine re-gelmäßige Überprüfung des Testosteron-Spiegels wichtig. Testosteron ist das wichtigste männliche Geschlechtshormon (Androgen). Aber auch Frauen produzieren in kleinen Mengen Testosteron. Es wird beim Mann in den Leydig-Zellen der Hoden und bei der Frau in den Theka-Zellen der Ei-erstöcke produziert. Außerdem findet eine geringe Produktion bei beiden Geschlechtern auch in der Nebennierenrinde statt. Die Freisetzung von Testosteron wird über die sogenannte Hypothalamus-Hypophyse-Gonaden Hormonachse gesteuert. Dabei wird Testosteron aus Cholesterin gebildet."
Quelle: Cerascreen

Schaut mal auf meiner Homepage unter Interessante-Links nach, dort gibt es weitere tolle Infos!

Wollt Ihr mehr wissen? Dann setzt Euch mit mir in Verbindung und wir vereinbaren einen Termin.
Bei der Umsetzung Eurer Ernährungsumstellung unterstütze ich Euch gerne mit Rat und Tat.
Dazu ist es nicht unbedingt notwendig, dass Ihr zu mir in die Praxis nach Bockhorn kommt. Möglich ist eine Unterstützung auch per Mail, am Tele-fon, am Handy oder über Skype.
Wenn Ihr Fragen habt, dann könnt Ihr Euch gerne mit mir per E-Mail in Verbindung setzen.
gesundheits_und_ernaehrungs_trainer@arcor.de
oder weitere Informationen über meine Homepage erfahren.

Ein schönes Wochenende und viele liebe Grüße sendet Euch Katrin

26 Gesund und schlank mit einer Saftkur

In dieser Woche möchte ich Euch die Vorteile einer Saftkur vorstellen. Dazu war ich wieder im Internet unterwegs und habe den folgenden Bei-trag gefunden. Ein sehr guter Artikel, den ich Euch ans Herz legen möchte. Nicht nur im Frühling ist so eine Saftkur angeraten. Jetzt im Herbst-Winter können wir nicht genug tun für ein stabiles Immunsystem.

Los geht´s:

"Eine Saftkur hilft Ihnen dabei, Ihre Gesundheit zurückzugewinnen: Säfte sind basisch und entsäuern. Säfte vitalisieren, entgiften und heilen. Mit dieser Saftkur lernen Sie nicht nur köstliche Saftkombinationen kennen, sondern erleben in 7 Tagen die erstaunlichen Auswirkungen von frisch ge-pressten Säften auf Ihre Gesundheit, Ihr Gewicht und Ihre Fitness. Ma-chen Sie mit und erfahren Sie mehr über die Magie der frisch gepressten Säfte!

Die Magie frisch gepresster Säfte
Säfte liefern lebendige Vitalstoffe, Enzyme und Antioxidantien. Säfte ver-sorgen mit wertvollem Wasser, mit sekundären Pflanzenstoffen, mit orga-

nischen Mineralstoffen und bioverfügbaren Spurenelementen. Säfte kurbeln den Stoffwechsel an, unterstützen massiv den Abbau von Übergewicht und leiten effektive Entgiftungsprozesse ein. Die Nähr- und Vitalstoffe aus frisch gepressten Säften gelangen in wenigen Minuten in Ihre Zellen. Endlich erhält Ihr Körper das, wonach er sich seit Jahrzehnten sehnt – und zwar in geballter und natürlichster Form.

Säfte erfüllen Träume
Beim Wort "Saft" denken Sie vielleicht zu allererst an Orangensaft oder Apfelsaft. Zwar haben auch diese beiden Säfte – wenn sie frisch gepresst wurden – herausragende Wirkungen auf den Organismus. Doch gibt es noch sehr viel wertvollere Säfte. Was halten Sie beispielsweise von Karottensaft, Rote-Bete-Saft und Spinatsaft? Und was von Selleriesaft, Gurkensaft und Kohl Saft? Kennen Sie Kartoffelsaft, Fenchelsaft und Ananassaft? Oder Alfalfa Saft, Löwenzahnsaft und Petersiliensaft?
Jeder dieser Säfte hat ganz spezifische Auswirkungen auf den Körper. Kombinieren wir diese Säfte zu schmackhaften Kompositionen und trinken wir sie täglich, dann erfahren wir jene sagenhafte Rundumerneuerung, von der wir jetzt vielleicht noch träumen – weil wir einfach nicht glauben können, dass so etwas überhaupt möglich sein soll. Es ist aber möglich: Nicht mit gekauften, aber mit frisch gepressten Obst- und Gemüsesäften!

Eine Saftkur verändert Sie
Frisch gepresste Obst- und Gemüsesäfte helfen sogar in Extremfällen – wie das der stark übergewichtige, chronisch kranke und auf viele unterschiedliche Medikamente angewiesene australische Börsenmakler Joe Cross bewies. Joe unterzog sich einer 60tägigen Saftkur. Täglich stellte er sich mit seiner Saftpresse frische Obst- und Gemüsesäfte her. Dabei verlor er knapp 50 Kilo Gewicht, genas von seinen chronischen Erkrankungen und musste in der Folge nicht länger seine Medikamente einnehmen. Auf YouTube können Sie einen Kurzfilm sehen, der Joe Cross vor, während und nach seiner Kur zeigt. Der Titel des Films lautet: "Fat, sick and nearly dead" (Fett, krank und beinahe tot):
Joe Cross berichtet darin, wie schwer es ihm fiel, die herkömmliche Ernährungsweise hinter sich zu lassen. Doch dann verwandelte sich der unansehnliche und sich schlecht fühlende Joe innerhalb von zwei Monaten – dank einer Fülle der verschiedensten frisch gepressten Säfte und täglicher Bewegung – in einen attraktiven und sportlichen Mann, der heute kein Fastfood mehr anrührt und anderen Menschen dabei hilft, dasselbe zu erreichen. Sein Lebensmotto lautet: Du kannst die Welt nur verändern, indem du dich selbst veränderst!

Eine Saftkur hilft heilen
Frisch gepresste Säfte sind auch ein maßgeblicher Bestandteil der sog. Gerson-Therapie nach Dr. Max Gerson (1881 - 1959). Dr. Gerson entwickelte die Saftkur zur Heilung von Krebs und Migräne. Im Verlauf der Gerson-Saftkur trinkt man täglich bis zu zwölf Gläser frisch gepressten Saft und widmet sich ausserdem der Darmsanierung sowie der Entgiftung der

Leber. Mit der Gerson-Methode konnten bereits Krebspatienten im Endstadium geheilt werden, die zuvor erfolglos schulmedizinische Behandlungsverfahren durchlaufen hatten.

Wenn also mit Säften sogar in manchen Fällen Krebs geheilt werden konnte, was glauben Sie, was Säfte für SIE tun können? Probieren Sie es aus! Starten Sie mit zweimal täglich frisch gepressten Säften aus unterschiedlichen Früchten und Gemüsearten – und lassen Sie sich überraschen!

Säfte entgiften

Frisch gepresste Säfte wirken umfassend auf den gesamten Organismus. Da sie nur nähren und versorgen, aber nicht belasten, versetzen sie den Körper automatisch in den Entgiftungsmodus – und zwar umso intensiver, je mehr Säfte Sie über den Tag verteilt trinken und je weniger feste Nahrung Sie zu sich nehmen. Aus diesem Grund sind reine Safttage, in denen sich der Körper der inneren Reinigung widmen kann, eine wahre Wohltat für Ihren Organismus. Es genügt ein reiner Safttag pro Monat. Sie müssen also nicht – wie Joe Cross – 60 Tage in Folge nur von Säften leben. Vor allem dann nicht, wenn Sie an allen übrigen Tagen regelmäßig die Säfte in ihren "normalen" Speiseplan integrieren, wenn Sie also frisch gepresste Säfte beispielsweise statt Ihrer üblichen Zwischenmahlzeiten zu sich nehmen.

Eine Saftkur lässt Kilos purzeln

Ihre Körperzellen nutzen die Energie, die Enzyme, die sekundären Pflanzenstoffe und die Antioxidantien der frisch gepressten Säfte, um eingelagerte Gifte und Stoffwechselrückstände endlich auszuscheiden. Je besser dies gelingt, umso nachhaltiger kann sich auch überflüssiges Körpergewicht abbauen. Fett wird nicht selten deshalb im Körper behalten, um Gifte und Schlacken zu "umzingeln" und um auf diese Weise das gesunde Körpergewebe zu schützen. Werden Gifte und Schlacken ausgeleitet, kann auch das Fett schmelzen, weil es jetzt keinen Grund mehr hat, bei Ihnen zu bleiben.

Säfte im Fokus der Wissenschaft

Säfte und ihre wunderbaren Effekte auf den Organismus sind übrigens nicht nur ein unbewiesenes Konstrukt der Naturheilkunde. Etliche Auswirkungen von Säften auf die Gesundheit wurden längst wissenschaftlich bestätigt, wie die folgenden Forschungsergebnisse deutlich zeigen:

Karottensaft senkt den Blutdruck

Forscher der Kingsville University in Texas beispielsweise veröffentlichten 2011 im Fachmagazin Nutrition Journal eine Studie, in der sie frisch gepressten Karottensaft näher unter die Lupe genommen hatten. Sie stellten dabei fest, dass das Trinken von täglich einem halben Liter frisch gepressten Karottensaftes über drei Monate hinweg sowohl den Blutdruck (den systolischen Wert) senken und ganz signifikant den Antioxidantienstatus der Testpersonen erhöhen konnte. Die Wissenschaftler schlussfolgerten daraus, dass Karottensaft das Risiko für Herz-Kreislauf-Erkrankungen deutlich reduzieren kann.

Karottensaft in der ganzheitlichen Diabetes-Therapie

In derselben Studie untersuchten die Wissenschaftler den Malondialdehyd-Gehalt im Blut. Malondialdehyd (MDA) ist ein wichtiger Marker für oxidativen Stress, also für die Bedrohung unserer Zellen durch freie Radikale. Je höher der MDA-Wert, umso gestresster sind unsere Zellen und umso höher ist die Gefahr, dass es zu Zellschäden und Zellentartungen kommen kann. Die dreimonatige Karottensaft-Kur führte nun bei den Testpersonen zu einem deutlichen Absinken des MDA-Spiegels. Der Zellschutz war also gestiegen.

Da beispielsweise Diabetiker nicht nur unter besonders hohen MDA-Spiegeln, sondern häufig auch unter Bluthochdruck leiden, könnten zwei Gläser frisch gepresster Karottensaft eine sinnvolle Ergänzung ihres Speiseplans darstellen. Gleichzeitig ist die glykämische Last (GL) von rohen Karotten sehr niedrig. Sie liegt bei etwa 2 (zum Vergleich: die GL von Zucker liegt bei ca. 100), was bedeutet, dass frisch gepresster roher Karottensaft die Insulinausschüttung nicht übermäßig stark beeinflusst. So spricht also auch aus dieser Sicht alles für das Trinken von frischem Karottensaft bei Diabetes.

Rote-Bete-Saft und Spinatsaft senken den Blutdruck und schützen die Gefäße

Bei Rote-Bete-Saft oder auch Spinatsaft sind viele Menschen misstrauisch, weil sie sich Sorgen um die teilweise hohen Nitratgehalte in diesen beiden Gemüsesorten machen. Hier ist zunächst einmal zu berücksichtigen, dass biologisch angebaute Rote Bete oder Bio-Spinat deutlich weniger Nitrat enthalten als konventionell erzeugte Gemüse. In der konventionellen Landwirtschaft werden große Mengen stark nitrathaltige Kunstdünger eingesetzt, deren Nitrat sich im Gemüse anreichert. Gemäßigte Nitratmengen findet man jedoch genauso in Bio-Gemüse – und das ist auch gut so.

Nitrat hat nämlich durchaus Vorteile: Nitrat wird im Laufe der Verstoffwechselung im menschlichen Körper zu Stickstoffmonoxid abgebaut, das für seine gefässschützende Wirkung bekannt ist. Und so war es wenig überraschend, als sich in einer Studie (aus dem Jahr 2012) mit Rote-Bete-Saft herausstellte, dass der Saft sowohl den systolischen als auch den diastolischen Wert des Blutdrucks signifikant senken konnte – und zwar schon ab einer Dosis von 100 Gramm Saft und über eine Dauer von 24 Stunden hinweg. Die Wissenschaftler verkündeten daraufhin:

Unsere Daten bestätigen erneut die herzschützenden und blutdrucksenkenden Auswirkungen von nitratreichen Gemüsesorten.
Eine weitere Studie (doppelblind und placebokontrolliert), ebenfalls aus 2012, kam zu einem ähnlichen Ergebnis. Die Testpersonen ernährten sich herkömmlich und bekamen entweder 500 Gramm Rote-Bete-Apfel-Saft oder einen Placebo-Saft zusätzlich zu ihrer Ernährung. Bereits 6 Stunden

nach dem Trinken des Saftes konnte ein um 4 – 5 mmHg reduzierter Blutdruck gemessen werden.

Orangensaft schützt vor Rheuma

Auch zu frisch gepresstem Orangensaft gibt es mittlerweile wissenschaftliche Ergebnisse. So weiß man längst, dass das regelmäßige Trinken von frisch gepresstem Orangensaft aufgrund seines Vitalstoffgehalts zu einer besseren Immunlage des Körpers führt. Im Jahre 2005 zeigte sich dann auch in einer Studie der Universität von Manchester, Großbritannien, dass frisch gepresster Orangensaft – schon ab einem Glas pro Tag – auch eine entzündungshemmende Wirkung ausübt und infolgedessen sogar das Risiko, an der sog. Polyarthritis, einer chronischen Gelenkentzündung, zu erkranken, deutlich reduzieren kann.

Aus Erfahrungsberichten der Naturheilkunde weiss man natürlich noch viel mehr über Säfte und ihre Wirkungen. So soll Alfalfa-Saft kombiniert mit Karottensaft und Salatsaft den Haarwuchs fördern, Apfelsaft soll bei Fieber und Entzündungen helfen, Fenchelsaft unterstützt die Blutbildung, Gurkensaft die Nieren- und Blasendurchspülung, Kartoffelsaft ist hochbasisch und lindert Gicht und Magenprobleme, Löwenzahnsaft aktiviert einerseits Leber und Galle, kräftigt andererseits aber auch Zähne und Zahnfleisch, Petersiliensaft schützt Augen und Nieren, und Pastinaken Saft soll heilsam für die Atemwege sein – um nur einige wenige Beispiele aus einer unendlichen Fülle zu nennen.

Warum eine Saftkur und nicht die ganze Frucht?

Vielleicht fragen Sie sich schon längst, warum man aufwändig Saft für eine Saftkur pressen soll und dann auch noch einen Teil der Frucht (den Trester) wegwerfen muss, wenn man doch auch sehr gut die ganze Frucht oder das ganze Gemüse essen könnte.

• Die Saftkur entlastet das Verdauungssystem: Wenn wir einen Apfel oder eine Karotte essen, dann ist ein Teil der Mikronährstoffe an die enthaltenen Faserstoffe gebunden. In aufwändiger Verdauungsarbeit – abhängig davon, wie gut wir gekaut haben – müssen nun die Mikronährstoffe von den Faserstoffen getrennt werden. Dies gelingt nie vollständig. Wenn wir dann auch noch an einer schwachen Verdauungskraft oder generell an Verdauungsproblemen leiden, können noch weniger der so wertvollen Vitalstoffe genutzt werden. Eine hochwertige Saftpresse jedoch nimmt uns diese Arbeit ab. Sie löst mit Leichtigkeit die Vitalstoffe von den Faserstoffen und stellt uns daher ein reines Lebenselixier zur Verfügung.

• Säfte werden in Minutenschnelle verdaut: Dieses Lebenselixier kann nun sehr schnell verdaut werden. Schon in wenigen Minuten gelangen die Vitalstoffe in die Zellen – und das, ohne jede Verdauungsenergie verschwendet zu haben. Die eingesparte Energie kann jetzt sehr viel sinnvoller für die oft bitter nötige Entgiftung und Schlackenausleitung eingesetzt werden.

• Säfte liefern viel mehr Vitalstoffe: Darüber hinaus können wir unseren Körper über frisch gepresste Säfte mit sehr viel mehr Vitalstoffen, Mineralstoffen und Spurenelementen versorgen als mit der ganzen Frucht oder dem ganzen Gemüse. Schließlich würde es uns schwerfallen, an einem Tag 1 Kilogramm rohe Karotten, 6 Äpfel, 1 rohe Fenchelknolle, 1 rohe Pastinake, ¼ eines rohen Kohlkopfes, 100 Gramm frische Gartenkräuter und 100 Gramm frischer Löwenzahn zu essen und all das auch noch intensiv zu kauen. In Form von Saft jedoch gelingt es uns problemlos, diese Menge an Frischkost zu uns zu nehmen.

<u>Säfte und ihr besonderer Zweck</u>
Frisch gepresste Säfte sind also in der Tat eine ganz besondere Nahrung, die auch einen ganz besonderen Zweck erfüllen soll. Säfte dienen wunderbar der Entgiftung, Entschlackung und Heilung. Sie sind hervorragend für geschwächte Menschen geeignet, für Menschen mit ausgeprägtem Mikronährstoffmangel und für Menschen mit angeschlagenem Verdauungssystem.

<u>Säfte - Die natürlichste "Vitaminpille"</u>
Frisch gepresste Säfte stellen darüber hinaus die natürlichste Möglichkeit dar, sich mit den hochwertigsten und lebendigsten Vitalstoffen in großen Mengen und hohen Konzentrationen zu versorgen. Säfte sind daher grundsätzlich Fertig-Vitaminpräparaten vorzuziehen. Vitaminpräparate – so natürlich sie auch sein mögen – erleben bei der Herstellung immer gewisse Qualitätseinbußen und sollten daher nur dann eingesetzt werden, wenn wir zwischendurch aus Zeitgründen unseren Vitalstoffbedarf nicht allein mit der Nahrung, mit Smoothies oder mit Säften zu uns nehmen können.

Abgesehen von gelegentlichen Saftkuren, an dem man wirklich nur frisch gepresste Säfte zu sich nimmt, sollten Säfte jedoch die Ernährung nur ergänzen. Das bedeutet, dass wir frisch gepresste Säfte am allerbesten in eine basenüberschüssige und gesunde Ernährung integrieren sollten. Eine solche Ernährung liefert dann auch ausreichend Ballaststoffe, die den Säften naturgemäß fehlen.

<u>Warum frisch gepresst?</u>
Säfte gibt es in unüberschaubarer Vielfalt im Supermarkt. Säfte gibt es ausserdem in Bioqualität im Naturkost- und Reformhandel. Warum also sollte man sich die Mühe machen, Säfte SELBST zu pressen?

• Frisch gepresster Saft schmeckt am besten: Kein Fertigsaft – auch nicht der beste Bio-Saft – schmeckt so gut wie frisch gepresster Saft. Das gilt ausnahmslos! Frisch gepresster Saft gewinnt jede Blind-Probe! Probieren Sie es aus!

• Frisch gepresster Saft enthält viel mehr Vitalstoffe: Fertigsaft kann ferner – aufgrund des Verarbeitungs- und Lagerprozesses – natürlich auch niemals so viele Vitalstoffe enthalten wie frisch gepresster Saft. Der Vital-stoffgehalt von frisch gepresstem Saft steigt zudem mit der Qualität der eingesetzten Saftpresse.

• Trinken Sie nie Säfte aus Konzentrat! Die meisten Säfte aus dem Super-markt werden überdies aus Saftkonzentrat hergestellt. Das bedeutet, der ursprüngliche Saft wird – meist noch im Ernteland – in ein Konzentrat ver-wandelt (auf ein Sechstel seines ursprünglichen Gewichts eingedickt), konserviert und mit verschiedenen Aromen und Säuerungsmitteln ver-setzt. Anschließend wird dieses Konzentrat wieder mit Wasser verdünnt, mit Zucker oder Süßstoffen gesüßt und in Flaschen oder Tetrapacks abge-füllt. Säfte aus Konzentrat sind von äußerst minderwertiger Qualität. Wir gehen daher nicht weiter auf sie ein.

• Trinken Sie keine erhitzten Säfte! Für die sog. Direktsäfte hingegen wer-den die Früchte und Gemüse nach der Ernte gepresst und unverdünnt ab-gefüllt. Sie stellen also eine deutlich bessere Qualität dar als Säfte aus Konzentrat. Allerdings sind alle käuflichen Säfte nahezu ohne Ausnahme – aus Haltbarkeitsgründen – pasteurisiert, also auf etwa 70 Grad erhitzt. Andernfalls würde der Saft früher oder später zu gären beginnen. Vital-stoffe jedoch sind größtenteils hitzeempfindlich und werden durch die Pas-teurisierung drastisch reduziert (Enzyme werden vollständig deaktiviert). Vitalstoffe sind ferner lichtempfindlich, oxidieren also unter dem Einfluss von Licht bei der Herstellung oder der Lagerung in Weissglasflaschen. Während der Lagerung reduziert sich der Vitalstoffgehalt – auch ohne Lichteinfluss – weiter. Kein Wunder, dass also nicht einmal für wissen-schaftliche Studien gekaufte Säfte verwendet werden, sondern stets frisch gepresste Säfte.

• Frisch gepresste Säfte sind preiswert: Darüber hinaus sind die Kosten für einen relativ hochwertigen gekauften Saft nicht geringer als jene Kos-ten, die man für einen frisch gepressten Saft investieren muss. Wenn man dann auch noch berücksichtigt, dass der gekaufte Saft kaum einen ge-sundheitlichen Nutzen hat, ist er sogar deutlich kostspieliger als das frisch gepresste Lebenselixier aus einer hochwertigen Saftpresse.

An der Saft-Eigenproduktion führt also kein Weg vorbei. Abgesehen von den bereits genannten Vorteilen frisch gepresster Säfte haben diese je-doch noch weit mehr zu bieten, als Sie ahnen! So können Sie beispiels-weise Zutaten verwenden, die kein kommerzieller Safthersteller je einset-zen wird. Dabei handelt es sich um Zutaten, die Ihre Gesundheit noch weiter verbessern können oder Ihnen sogar Ihre verloren gegangene Ge-sundheit wiederbringen können.

Tipps für eine perfekte Saftkur
1. Bio-Früchte und Bio-Gemüse: Verwenden Sie Obst und Gemüse aus bi-ologischem Anbau. Auf diese Weise kommen Sie in den Genuss der größt-möglichen Vitalstoffmenge und verhindern gleichzeitig eine Belastung mit Chemikalien aus giftigen Pflanzenschutzmitteln. Einen Großteil der Bio-

Früchte und Bio-Gemüse können Sie problemlos ungeschält oder auch mit den Kernen entsaften. Genauso können Sie die Blätter z. B. von Möhren, von Kohlrabi oder von Radieschen entsaften. Auf diese Weise versorgen Sie sich mit jenen seltenen bioaktiven Substanzen, die in der Schale, dem Grün und in den Samen enthalten sind.

2. Achten Sie auf die richtige Saftpresse: Nähere Informationen finden Sie weiter unten im Kapitel "Welche Saftpresse ist die beste?"

3. Experimentieren Sie während der Saftkur! Experimentieren Sie mit neuen Kombinationen, um herauszufinden, welche Saft-Kompositionen Ihnen am besten schmecken. Achten Sie jedoch nicht nur auf den Geschmack, sondern auch auf den Nutzen des Saftes. Stellen Sie also einen Saft aus all jenen Früchten, Gemüsen und Spezialzutaten her, die Ihnen in Ihrer augenblicklichen Situation am besten helfen können. Ziehen Sie notfalls entsprechende Literatur zu Rate, um herauszufinden, welche Säfte bei welchen Beschwerden hilfreich sind.

4. Kombinieren Sie Süß mit Herb und Bitter: Manche Gemüse und Kräuter schmecken in Form von Saft herb und bitter (z. B. grüne Blattgemüse, Kohl, Gräser, Wildpflanzen, Petersilie, Oregano etc.). Unser Geschmackssinn – der dank der Lebensmittelindustrie nur noch süss und herzhaft liebt – sträubt sich gegen Säfte dieser Art. Mischen Sie daher unter herbe und bittere Säfte immer auch eine süßliche Komponente, wie z. B. einen Apfel oder ein paar Karotten. Sie werden feststellen, dass sich Ihr Körper an den neuen Geschmack gewöhnen wird und Sie nach einiger Zeit viel weniger Genuss bei süssen oder stark würzigen Speisen empfinden. Säfte helfen Ihrem Körper, wieder das zu lieben, was auch gut und gesund für ihn ist.

5. Trinken Sie Grünkohl: Gerade Grünkohl ist ein unglaublich gesundes Gemüse, aber auch ein unglaublich herbes Gemüse. Man nennt Grünkohl auch "das Rindfleisch unter den Gemüsesorten", da er – im Vergleich zu anderen Gemüsesorten – einen relativ hohen Proteingehalt aufweist. Ausserdem liefert der Grünkohl doppelt so viel Vitamin C wie Zitronen und fast doppelt so viel Calcium wie Kuhmilch. In Sachen Folsäure und Vitamin K ist Grünkohl sogar der Spitzenreiter unter allen geläufigen Gemüsesorten. Gleichzeitig ist im Grünteil nur ein Bruchteil (2 Prozent) der Oxalsäuremenge enthalten, die sich in Spinat befindet. Oxalsäure kann unter Umständen Mineralstoffe an sich binden, so dass diese vom Körper nicht mehr genutzt werden können. Der niedrige Oxalsäuregehalt ist nun zwar ein Vorteil des Grünkohls, soll aber nicht bedeuten, dass Spinat schlecht ist. Spinat enthält so viele hervorragende Stoffe, dass sich allein die Oxalsäure nicht übermäßig qualitätsmindernd auswirken kann.

Der Grünkohl schmeckt gewöhnungsbedürftig, so dass ihn die wenigsten Menschen regelmäßig und in ausreichenden Mengen essen mögen. Wenn Sie den Grünkohl jedoch zu Saft pressen und ihn mit Karottensaft und Apfelsaft mischen, dann erhält man die sagenhaften Inhaltsstoffe des Grünkohls, ohne dabei auf ein genussvolles Geschmackserlebnis verzichten zu müssen. Es gibt gerade keinen Grünkohl? Dann wählen Sie Weiss- oder Rotkohl! Oder auch Wirsing!

6. Wertvolle Saft-Zutaten: Säfte bestehen übrigens nicht nur aus gepressten Früchten und Gemüsen. Saftrezepturen können mit einer Vielzahl an weiteren höchst wertvollen Zutaten angereichert werden, was die Wirkung der Säfte extrem verstärken kann:

• Zitronenschale: Geben Sie beispielsweise nicht nur das Fruchtfleisch einer Zitrone, sondern auch ein Stück der unbehandelten Zitronenschale in die Saftpresse. Die Zitronenschale verleiht Ihrem Saft nicht nur eine spritzig-frische Note, sondern versorgt Sie mit hochwirksamen ätherischen Ölen, mit Flavonoiden sowie mit Pektin. Die Wirkung der Zitronenschale wird infolgedessen mit antibakteriell, verdauungsfördernd und gefässschützend beschrieben, so dass sich die Zitronenschale besonders positiv auf Ihr Immunsystem und Ihr Verdauungssystem auswirkt sowie bei Venenerkrankungen angezeigt ist.

• Frischer Koriander: Frischer Koriander gilt als ein hervorragendes Ausleitmittel für Quecksilber. Er soll das Quecksilber besonders aus dem Gehirn ausleiten helfen. Geben Sie also immer mal wieder – wenn Sie Obst und Gemüse pressen – auch etwas Koriander in die Saftpresse. Koriander hat einen spezifischen und sehr intensiven Geschmack. Nicht jeder mag ihn und schon wenige Korianderstängel sorgen dafür, dass der gesamte Saft nach Koriander schmeckt. Dosieren Sie also zunächst vorsichtig. Da Koriander das Quecksilber aus dem Gewebe lediglich mobilisiert, sollte an Koriandertagen – wenn von einer Quecksilberbelastung z. B. aufgrund von einstigen Amalgamfüllungen ausgegangen werden kann – zweimal täglich auch immer etwas Bentonit oder eine grössere Dosis Chlorella-Algen genommen werden, um das mobilisierte Quecksilber auch absorbieren und ausleiten zu können. So lange Sie noch Amalgamfüllungen in den Zähnen haben, sollten Sie vom reichlichen Korianderverzehr Abstand nehmen.

• Frische Petersilie: Petersilie ist ein mächtiges Kräutlein und ihr Saft ist einer der stärksten Säfte überhaupt. Mischen Sie daher nicht zu viel davon in Ihren Saft. 50 Gramm Petersilie pro Liter Saft sind vollkommen ausreichend und bereits hochwirksam. Petersilie ist äußerst calcium- und eisenreich. In der Naturheilkunde wird Petersiliensaft zur Regeneration der Blutgefäße, zur Förderung der Blutbildung und zur Auflösung von Nierengriess verwendet. In der Schwangerschaft sollte Petersilie nicht als Saft getrunken werden, da die Petersilie gerade auf die Gebärmutter stark anregend und durchblutungsfördernd wirkt, was – bei einer Überdosis – zu vorzeitigen Wehen führen könnte. Bei nichtschwangeren Menschen hingegen – vor allem bei Männern – ist gerade diese anregende und durchblutungsfördernde Wirkung auf die Geschlechtsorgane so begehrt, da sie die Potenz von Männern merklich erhöht.

• Frischer Ingwer: Ein Stück Ingwer (nach persönlicher Vorliebe, etwa 1 cm lang) sollten Sie jeden Tag gemeinsam mit den Früchten und Gemüsen in Ihre Saftpresse geben. Ingwer ist eine höchst heilsame Knolle. Sie enthält ätherische Öle, besondere Fettsäuren, Scharfstoffe und weitere sekundäre Pflanzenstoffe, die in ihrer Gesamtheit wunderbare Auswirkungen auf den Organismus haben. Dazu gehören die schmerzlindernde Wirkung, die antirheumatische und entzündungshemmende Wirkung, die blutdrucksenkende und cholesterinreduzierende Wirkung, die verdauungsfördernde und gallenflussanregende Wirkung sowie eine schnelle Wirkung bei Übelkeit und Erbrechen*. Ein Saft ohne Ingwer ist wie ein Tag ohne Lächeln!
*besonders, wenn Übelkeit und Erbrechen infolge einer Schwangerschaft oder der sog. Reisekrankheit auftreten

• Wildkräuter: Wildkräuter sind voller Chlorophyll, Bitterstoffe, basischer Mineralien und sekundärer Pflanzenstoffe. In unseren Kultursalaten gibt es all diese Stoffe nur noch in sehr kleinen Mengen. Mit Wildkräutern können Sie dieses Defizit – völlig kostenlos - kompensieren! Geben Sie daher immer auch einige Wildkräuter mit in die Saftpresse, wie z. B. frischen Löwenzahn, frischen Wegerich, frische Wegwarte, frisches Wiesenlabkraut, frische Brennnesselblätter, frische Gänsedistel, frischer Giersch etc. Lesen Sie mehr über die wertvollen Inhaltsstoffe und die gesundheitlichen Auswirkungen von Wildkräutern: Wildkräuter für Hausapotheke und Küche

• Gräser: Und wenn Sie schon beim Wildkräuterpflücken sind, dann nehmen Sie auch gleich einige Handvoll Gräser mit. Eine hochwertige Saftpresse zieht die Gräser selbständig ein und presst aus ihnen den hochbasischen Grassaft aus, der sich so wohltuend auf Ihren Magen und Darm auswirken wird, der ihr Blut reinigt und Ihre Haut in frische Pfirsichhaut verwandeln wird. Eine Alternative für Tage, an denen Sie keine Zeit zum Pflücken haben, stellen Pulver aus Weizengras, Gerstengras, Dinkelgras etc. dar. In Ihren fertig gepressten Saft rühren oder mixen Sie dann einfach noch einen Teelöffel Graspulver pro Glas.

• Chia-Samen: Chia-Samen sind die winzigen Samen einer südamerikanischen Pflanze. Chia-Samen sind besonders reich an Omega-3-Fettsäuren. Sie quellen ähnlich schnell wie Leinsamen und bilden daher Schleimstoffe, die für das Verdauungssystem einen wahren Segen darstellen. Sie können eine kleine Menge Chia-Samen in einem Mixer oder mit einer Küchenmaschine mahlen und dann in Ihren frisch gepressten Saft mischen. Auf diese Weise nehmen Sie wertvolle Öle zu sich, welche die Aufnahme von fettlöslichen Vitaminen verbessern und Sie gleichzeitig mit lebenswichtigen Omega-3-Fettsäuren versorgen. Säfte mit Chia-Samen sind natürlich sättigender als reine Säfte. Chia-Samen quellen jedoch – wie erwähnt – stark auf. Wenn Sie Ihren Saft einige Minuten stehen lassen, ist das Ergebnis ein Chia-Pudding, den Sie dann als fruchtige Speise mit dem Löffel essen können.

• Stangensellerie: Stangensellerie, Bleichsellerie oder auch Staudensellerie ist eine außergewöhnliche Zutat der gesunden Küche. Stangensellerie schmeckt salzig, da er reich an natürlichem Natrium und Kalium ist. Mischt man den Stangensellerie in den Salat oder mixt man ein wenig davon in das Salatdressing, fällt es leicht, die Salzmenge zu reduzieren. Aufgrund seines natürlichen Salzreichtums wirkt sich Sellerie sehr vorteilhaft auf den Mineralstoff- und Temperaturhaushalt des Körpers aus. An heissen Tagen getrunken, sorgt er dafür, dass wir gar nicht so sehr schwitzen wie all die anderen Leute um uns herum. Auch ist Sellerie für ein Gemüse sehr calciumreich und kann daher auch dazu beitragen, den Calciumbedarf auf äußerst gesunde Weise zu decken.

• Pflanzliches Eiweiß: Vielleicht gehören Sie zu jenen Menschen, die gerne die heilsame Wirkung der Säfte erleben möchten und gleichzeitig ihre Proteinversorgung gesund und unkompliziert optimieren wollen. Zu diesem Zweck können Sie in ihre köstlichen Säfte eine Portion eines rein pflanzlichen Eiweisspulvers mischen, wie z. B. ein Reisprotein, ein Hanfprotein oder auch das basische Lupinenprotein. Auf diese Weise verlangsamt sich natürlich die Verdauungszeit des Saftes. Auch sollten Sie nicht in jeden Saft ein Protein mischen. Tun Sie das einmal pro Tag und trinken Sie alle anderen Säfte des Tages pur.

Welche Saftpresse ist die beste?
Mit all diesen Informationen an der Hand können Sie sofort einsteigen in die spannende und äusserst köstliche Welt der frisch gepressten Säfte. Sie können Ihr eigenes Saft-Programm zusammenstellen und ab sofort täglich pure Lebenskraft geniessen. Allerdings brauchen Sie dazu noch eine Saftpresse. Natürlich ist es verlockend, sich einen preisgünstigen Entsafter zu besorgen, empfehlenswert ist dies jedoch aus vielerlei Gründen keinesfalls:

Zentrifugen-Entsafter schädigen den Saft
Preisgünstige Entsafter arbeiten mit Zentrifugen, die den Saft aus dem zerkleinerten Obst und Gemüse geradezu herausschleudern. Sie können sich das Prinzip wie bei einer Waschmaschine vorstellen, die im letzten Schleudergang das Wasser aus der Kleidung schleudert. Weniger Vitalstoffe und Enzyme: Zentrifugen arbeiten mit sehr hohen Umdrehungszahlen (teilweise über 10.000 Umdrehungen pro Minute). Der Saft wird dabei erhitzt und Sauerstoff wird in den Saft gewirbelt. Der Saft wird schnell braun, oxidiert also und seine Haltbarkeit ist gering. Vitalstoffe und Enzyme werden hier massiv geschädigt. Wir möchten aber gerade deshalb Säfte frisch pressen, um die Säfte auch frisch zu trinken. Erhitzte und vitalstoffarme Säfte hingegen könnten wir auch im Supermarkt kaufen – und zwar ohne den Aufwand des Selbstpressens.

Aufwändige Reinigung: Zentrifugenentsafter werfen zudem den Trester meist nicht aus. Sie sind daher äußerst aufwändig zu säubern, so dass einem spätestens beim langwierigen Spülen und Aufräumen die Lust am Saftpressen vergeht.
Billig, aber laut, kurzlebig und mit nur geringer Saftausbeute: Zentrifugenentsafter sind deswegen so beliebt, weil sie weit und breit die günstigsten Entsafter sind. Zugegeben, die Säfte daraus sind immer noch ein bisschen besser als die gekauften Säfte. Gleichzeitig machen Zentrifugenentsafter aber oft extremen Lärm und ihre Saftausbeute ist – im Vergleich zu hochwertigen Saftpressen – sehr gering. Manchmal produzieren sie aus derselben Menge Gemüse nur halb so viel Saft. Auch ist ihre Lebensdauer nicht sehr hoch, so dass es sich letztendlich nicht wirklich lohnt, mit einem solchen Entsafter zu arbeiten.

Hochwertige Saftpressen für Ihre Saftkur
Ganz anders dagegen arbeiten die höherwertigen Saftpressen. Diese Saftpresse stellt unserer Meinung nach die derzeit beste Saftpresse auf dem Markt dar.
Die Saftausbeute ist doppelt so hoch: Die Green Star™ Elite zerreibt das Obst und Gemüse zunächst langsam und schonend und presst dann die entstandene Masse ebenso schonend durch ein Sieb. Bei einem Vergleichstest mit einem Billig-Zentrifugenentsafter hat sich gezeigt, dass die Saftausbeute der Green Star™ Elite doppelt so hoch ist. Hier kommen die Vitalstoffe also ins Glas und verbleiben nicht im Trester.

Saft aus Gras – Kein Problem: Auch frisches Weizengras, Wildpflanzen, Selleriestangen oder anderweitiges faserreiches Pressgut können mit der Green Star™ Elite im Handumdrehen zu wertvollen Vitalsäften verarbeitet werden. Die Green Star™ Elite zieht die Pflanzen regelrecht selbständig ein. Das Nachstopfen entfällt. Zentrifugenentsafter haben bei faserreichem Pressgut hingegen enorme Probleme.

Höchster Vitalstoff- und Mineralstoffgehalt: Die Green Star™ Elite arbeitet darüber hinaus mit einer sehr niedrigen Umdrehungszahl von nur 110 Umdrehungen pro Minute. Dabei wird die Sauerstoffeinwirbelung minimiert, Hitze entsteht gar nicht erst und alle Vitalstoffe gelangen unbeschädigt in den Saft. Die Ausstattung mit Biokeramik und Magneten sorgt ferner dafür, dass noch mehr Mineralstoffe in höchster Bioverfügbarkeit in den Saft gezogen werden.

Leichte Reinigung: Die Green Star™ Elite wirft während des Pressvorgangs den Trester in eine separate Schüssel aus und kann mit wenigen Handgriffen gesäubert werden, so dass man sich jeden Tag von neuem auf die Saftherstellung freuen kann.

Saisonale Früchte und Gemüse für Ihre Saftkur
Da Saftkuren bevorzugt im frühen Frühjahr durchgeführt werden, besteht unsere Saft-Kur auch nur aus Früchten und Gemüsen, die es in dieser Jahreszeit gibt. Wenn Sie zu einer anderen Jahreszeit die Kur machen möchten, können Sie gerne die saisonal erhältlichen Früchte und Gemüse verwenden.

Das kleine Plus - Ein Tropfen Öl
Da viele der Säfte fettlösliche Vitamine enthalten, können Sie zur besseren Aufnahme derselben ein wenig Öl in den Saft geben. Wenige Tropfen bis zu einem halben Teelöffel genügen dabei. Natürlich wählen Sie ein hochwertiges Öl, wie z. B. Hanföl, Leinöl, Weizenkeimöl o. ä. Wenn Sie - wie oben erwähnt – Chia-Samen in Ihren Saft geben, können Sie auf das Öl verzichten.

Wie viel Saft?
Von jedem Saft sollten mindestens 250 bis 400 Milliliter hergestellt werden. Das Verhältnis zwischen den einzelnen Zutaten können Sie frei wählen. Es gibt ausserdem keinen streng einzuhaltenden Rezepturen. Die unten angegebenen Mengenangaben sind lediglich Anhaltspunkte, die Sie nach Geschmack und Experimentierfreude variieren können. Auch hängt die Saftausbeute natürlich stark von der Frisch und vom Saftgehalt der verwendeten Früchte und Gemüse sowie von der Qualität Ihrer Saftpresse ab. Ingwer, Zitronenschale, Wildkräuter oder auch Gewürze wie Vanille können Sie nach Belieben in jeden Saft mischen.

Pur oder verdünnt?
Der Saft kann pur oder mit Wasser verdünnt getrunken werden. Wenn Sie den Saft pur trinken, sollten Sie etwas später dieselbe Menge Wasser trinken. Achten Sie unbedingt darauf, dass Sie die Säfte sehr langsam, also nur schlückchenweise und in aller Ruhe trinken sowie sehr gut einspeicheln.

Die Saftkur-Woche
1. Tag zur Erhöhung des Antioxidantien-Status
Orangen-Saft aus 4 – 5 Orangen

Orangen-Apfel-Ingwer-Saft aus 3 Orangen, 3 Äpfeln und einem Stückchen Ingwer

2. Tag für die Augen
Karotten-Orangen-Zitronen-Saft aus 400 Gramm Karotten, 2 Orangen, ½ Zitrone, etwas Zitronenschale
Karotten-Apfel-Saft aus 400 Gramm Karotten und 2 Äpfeln

3. Tag für das Blut
Karotten-Apfel-Spinat-Sellerie-Saft aus 400 Gramm Karotten, 2 Äpfeln, 150 Gramm Spinat und 50 Gramm Knollensellerie oder einer Stange Staudensellerie
Karotten-Spinat-Alfalfasprossen-Saft aus 400 Gramm Karotten, 100 Gramm Sprossen und 100 Gramm Spinat

4. Tag für den Blutdruck
Karotten-Rote-Bete-Apfel-Saft aus 300 Gramm Karotten, 200 Gramm Rote Bete und 2 Äpfeln
Karotten-Spinat-Birnen-Saft aus 350 Gramm Karotten, 150 Gramm Spinat und 2 sehr festen Birnen

5. Tag für die Entzündungshemmung
Karotten-Orangen-Ananas-Ingwer-Saft aus 300 Gramm Karotten, 3 Orangen, 250 Gramm Ananas und einem Stückchen Ingwer
Karotten-Fenchel-Ananas-Saft aus 300 Gramm Karotten, 150 Gramm Fenchel und 250 Gramm Ananas

6. Tag für Magen und Nieren
Karotten-Apfel-Kohl-Saft aus 400 Gramm Karotten, 2 Äpfeln und 150
Gramm Kohl
Karotten-Apfel-Petersilie-Saft aus 400 Gramm Karotten, 2 Äpfeln und 50
Gramm Petersilie

7. Tag für Magen, Leber und Darm
Karotten-Sellerie-Spinat-Löwenzahn-Saft aus 400 Gramm Karotten, 50
Gramm Sellerie, 150 Gramm Spinat und 50 Gramm Löwenzahn
Karotten-Pastinaken-Kartoffeln-Petersilie-Saft aus 400 Gramm Karotten,
150 Gramm Pastinaken, 100 Gramm Kartoffeln (roh), 50 Gramm Petersilie

Wir wünschen Ihnen viel Spaß beim Saftpressen, einen guten Appetit
beim Geniessen Ihrer wundervollen frisch gepressten Säfte und großarti-
gen Erfolg beim Entgiften, Entschlacken und – wenn erwünscht – bei der
Gewichtsabnahme!"
Quelle: Zentrum der Gesundheit

Schaut mal auf meiner Homepage unter Interessante-Links nach, dort gibt
es weitere tolle Infos!

Wollt Ihr mehr wissen? Dann setzt Euch mit mir in Verbindung und wir
vereinbaren einen Termin.
Bei der Umsetzung Eurer Ernährungsumstellung unterstütze ich Euch
gerne mit Rat und Tat.
Dazu ist es nicht unbedingt notwendig, dass Ihr zu mir in die Praxis nach
Bockhorn kommt. Möglich ist eine Unterstützung auch per Mail, am Telefon, am Handy oder über Skype.
Wenn Ihr Fragen habt, dann könnt Ihr Euch gerne mit mir per E-Mail in
Verbindung setzen.
gesundheits_und_ernaehrungs_trainer@arcor.de oder weitere Informationen über meine Homepage erfahren.

Ein schönes Wochenende und viele liebe Grüße sendet Euch Katrin

27 Tipps und Tricks für Gemüsesäfte und Obstsäfte
Seit einer Woche habe ich meinen Entsafter. Einen wirklich sehr guten
Entsafter. Mit dieser Maschine kann ich auch Nudeln machen, Kaffee mahlen und vieles mehr. Mein Entsafter Morgens, mittags und abends.... frisch
gepresster Saft nach Lust und Laune! Die Säfte schmecken nicht nur richtig gut, sind auch noch super gesund.

Was hat sich für mich in dieser einen Woche verändert?
Jeden Morgen und jeden Abend trinke ich 1-2 Gläser Saft.

Meine Heißhunger-Attacken? Sind weg!
Meine Ein- und Durchschlafstörungen? Sind weg!

Eine von vielen Möglichkeiten zum Frühstück, Mittag oder Abend:
3 frische Rote Beete
2 Äpfel
3 frische Karotten
3 frische Petersilienwurzel
1 cm frische Ingwerwurzel
1 cm frische Kurkumawurzel

Die Äpfel entkernen, die Petersilienwurzel und die Karotten schälen. Alles grob zerkleinern, damit es in die Öffnung des Entsafters passt. Einmal durchrühren und einen Tropfen Öl oder ein Stück Avocado dazugeben. Fertig.

200g frischer Blattspinat
6 Stängel Staudensellerie
6 Tomaten
1 Apfel
1 Limette oder Zitrone
½ frische Salatgurke
1 cm frische Ingwerwurzel
1 cm frische Kurkumawurzel

Den Apfel entkernen, die Limette oder Zitrone schälen. Alles grob zerkleinern, damit es in die Öffnung des Entsafters passt. Einmal durchrühren und einen Tropfen Öl oder ein Stück Avocado dazugeben. Fertig!

6-8 Stängel Staudensellerie
500g frischer Spargel
4 Kartoffeln
1 cm frische Ingwerwurzel
1 cm frische Kurkumawurzel

Alles zerkleinern, damit das Gemüse in den Einfülltrichter passt. Ist Euer Gemüse Bio, dann braucht Ihr nicht zu schälen. Einmal durchrühren und einen Tropfen Öl oder ein Stück Avocado dazugeben. Fertig!

3 Rote Beete
3 Kartoffeln
3 Karotten
1 Petersilienwurzel
1 Orange
1 Apfel

1 cm frische Ingwerwurzel
1 cm frische Kurkumawurzel

Alles zerkleinern, damit das Gemüse in den Einfülltrchter passt. Ist Euer
Gemüse Bio, dann braucht Ihr nicht zu schälen. Einmal durchrühren und
einen Tropfen Öl oder ein Stück Avocado dazugeben. Fertig!

TIPP:
Den Trester (alles was übrig bleibt nach dem Entsaften) vom fertigen Saft,
könnt Ihr super trocknen und dann in einer Kaffeemühle feinmahlen. In
einem luftdichten Gefäß aufbewahren. Dann habt Ihr immer Gemüse, welches Ihr in Eintöpfen oder anderen Gemüsegerichten verwenden könnt.
Das Trocknen geht seh schnell, bei 40 Grad C in den Backofen undn 6
Stunden trocknen lassen. Oder Ihr macht es wie ich und trocknet den
Trester in einem Sedona Express Rohkost Dörrgerät mit Kunststoff-Ein-
schüben.

Oder Ihr gebt Salz zum frischen Trester und trocknet dann dieses Gemisch. Nach dem Trocknen alles mit einer Kaffeemühle fein mahlen – und
schon habt Ihr eine tolle Gemüsebrühe.

Aus dem Trester lassen sich super leckere Gemüsepuffer machen. Dazu
gebt Ihr zum Trester Eier, Muskatnuss bzw. Gewürze nach Geschmack
und Vollkornpaniermehl. Alles gut vermengen und in der Pfanne mit Kokosöl die Puffer ausbacken.

Wenn es möglich ist, verwendet bitte Biogemüse und Bioobst, dann spart
Ihr Euch das Schälen der Wurzeln.

Jede Saftmischung könnt Ihr mit einem Stückchen Kurkumawurzel und
Ingwerwurzel ergänzen.

Den Trester (alles was übrig bleibt nach dem Entsaften) vom fertigen Saft,
könnt Ihr super trocknen und dann in einer Kaffeemühle feinmahlen. In
einem luftdichten Gefäß aufbewahren. Dann habt Ihr immer Gemüse, welches Ihr in Eintöpfen oder anderen Gemüsegerichten verwenden könnt.

Folgende Zusammenstellungen habe folgende Wirkungen:
Für die Entgiftung
Apfel – Zitrone und Limette
Kohl – Karotte – Preiselbeere
Rote Beete – Karotte – Apfel

Für die Verdauung
Apfel – Kirschen – Feige
Apfel – Pflaume – Feige
Birne – Papaya – Ingwer

Für das Immunsystem
Apfel – Preiselbeere – Pflaume
Mandarine – Mango – Granatapfel
Paprika – Zwiebeln – Knoblauch – Petersilie

Für Seele und Geist
Ananas – Banane – Kokosmilch
Karotte – Nektarine – Orange
Paprika – Karotte - Olivenöl

Für die schlanke Linie
Apfel – Aprikose – Zimt
Apfel – Trauben – Granatapfel
Zwiebel – Spinat – Rote Paprika

Für mehr Energie
Pfirsich – Mango – Aprikose
Ananas – Apfel – Brombeere
Avocado – Pflaume – Birne

Für weniger Stress
Dattel – Aprikose – Banane
Salatgurke – Brunnenkresse – Brokkoli
Grüner Salat – Zucchini – Petersilie

Für das Anti-Aging
Äpfel – Brombeere – Himbeere
Papaya – Pflaume – Orange
Karotten – Apfel – Nachtkerzen Öl

Schaut mal auf meiner Homepage unter Interessante-Links nach, dort gibt es weitere tolle Infos!

Wollt Ihr mehr wissen? Dann setzt Euch mit mir in Verbindung und wir vereinbaren einen Termin.
Bei der Umsetzung Eurer Ernährungsumstellung unterstütze ich Euch gerne mit Rat und Tat.
Dazu ist es nicht unbedingt notwendig, dass Ihr zu mir in die Praxis nach Bockhorn kommt. Möglich ist eine Unterstützung auch per Mail, am Telefon, am Handy oder über Skype.
Wenn Ihr Fragen habt, dann könnt Ihr Euch gerne mit mir per E-Mail in Verbindung setzen.
gesundheits_und_ernaehrungs_trainer@arcor.de oder weitere Informationen über meine Homepage erfahren.

Ein schönes Wochenende und viele liebe Grüße sendet Euch Katrin

28 Es weihnachtet sehr!

Meine Küche duftet seit dem ersten Advent wunderbar nach Weihnachts-gewürzen. Beim Weihnachtskekse backen, mache ich es mir in meiner Küche richtig gemütlich. Einen leckeren Weihnachtspunsch, Weihnachtsmusik, ein paar leuchtende Kerzen und ein Backofen der einen herrlichen Duft verbreitet. Heute blogge ich für Euch meine Weihnachts-Favoriten.

Stollenkugeln

Zutaten für ca. 40 Stollenkugeln und eine Flasche mit 500ml:
150g Dinkelmehl
½ Päckchen Hefe
50g Agavendicksaft, Ahornsirup oder Honig
1 Vanillestange
1TL Stollengewürz
50g gemahlene Mandeln
50g gehackte Mandeln
Eine Handvoll getrocknete Früchte in kleine Würfel schneiden
100ml lauwarme Milch oder Milchalternative
50g Butter oder Ghee

Alle Zutaten zu einem glatten Teig verkneten und an einem warmen Ort abgedeckt ca. eine Stunde gehen lassen. Den Backofen auf 180 Grad Umluft vorheizen. Den Teig zu kleinen Kugeln formen und diese auf ein mit Backpapier ausgelegtes Backblech legen. Im Ofen für ca. 20 Minuten backen.

Rosinenstuten

1000g Dinkelmehl
50g Butter oder Ghee
1 Teel. Salz
1 Vanilleschote
2 Eier
2 Eßl. Agavendicksaft, Ahornsirup oder Honig
500ml Milch oder Milchalternative
1 Päckchen frische Hefe
250g Rosinen

Dinkelmehl, Butter, 500ml Milch oder Milchalternative, Agavendicksaft, Ahornsirup oder Honig und Hefe zu einem Teig verarbeiten. 1 Stunde gehen lassen, dann das Salz, die Vanilleschote, Eier und Rosinen dazu geben. 2 längliche Laibe formen und nochmals 1 Stunde gehen lassen und dann bei 200 Grad im Backofen ca. 60 Minuten ausbacken.

Apfel-Zimt-Fladen

500g Dinkelmehl
1 TL Zimt
1 TL Salz
2 Eßl. Agavendicksaft, Ahornsirup oder Honig
300ml Wasser

1 Würfel Hefe
300g Äpfel

Einen Teig aus Dinkelmehl, Salz, Agavendicksaft, Ahornsirup oder Honig, warmen Wasser und Hefe herstellen und ½ ruhen lassen. In der Zwischenzeit die Äpfel reiben mit Zimt mischen und unter den geruhten Teig mischen. In 4 Stücke zerteilen und daraus je einen Fladen formen, bis die Fladen die Größe eines flachen Tellers haben. Bei 200 Grad im Backofen ca. 30 Minuten ausbacken.

Früchtebrot
1000g Dinkelmehl
500ml Einweichwasser vom Trockenobst
1TL Agavendicksaft, Ahornsirup oder Honig
1TL Salz
1 Würfel frische Hefe
Aus all diesen Zutaten einen Hefeteig herstellen und 1 Stunde ruhen lassen.

1000g getrocknete Früchte über Nacht einweichen lassen
100g Walnüsse
100g Haselnüsse
100g Mandeln
2 Eßl. Zimt
½ TL gemahlene Nelken
Die Früchte, Nüsse, Zimt und Nelken zum geruhten Teig zugeben und gut miteinander vermengen.
Alles nochmals zwei - drei Stunde ruhen lassen.

Brotlaibe formen, in Alufolie einwickeln und bei 200 Grad eine Stunde backen. Danach die Alufolie entfernen und nochmals für eine Stunde bei 150 Grad in den Backofen geben. Das Früchtebrot einen Tag auf einem Kuchengitter auskühlen lassen und dann können die Früchtebrote zum Lagern verpackt werden. Diese Früchtebrote sind ca. 3 Monate haltbar.

Braune Plätzchen
1.Teig
80gr Agavendicksaft, Ahornsirup oder Honig
1 Ei
100g Dinkelmehl
1TL Pfefferkuchengewürz
Saft und Schale einer unbehandelten Zitrone
8g Pottasche
1TL Wasser
Alles zusammen schaumig schlagen

2.Teig
50g Butter oder Ghee

50g Agavendicksaft, Ahornsirup oder Honig
150g Rübensirup
250g Dinkel
70g Mandeln
Butter oder Ghee, Agavendicksaft, Ahornsirup oder Honig und den Rübensirup erhitzen und abkühlen lassen. Dinkelmehl und Mandeln und den schaumig geschlagenen 1.Teig miteinander vermengen und zu einem festen Teig kneten. Diesen Teig zu einer Kugel formen und für 3 Tage in den Kühlschrank legen.
Dann portionsweise messerdick ausrollen und Kekse ausstechen. Bei 200 Grad im Backofen 15 Minuten ausbacken.

Lebkuchen
4 Eier
250g Agavendicksaft, Ahornsirup oder Honig
150g getrocknete und zerkleinerte Früchte nach Geschmack
100g gemahlene Mandeln
1TL Zimt
2TL Lebkuchengewürz
250g Dinkelmehl
2TL Backpulver

Eier und Agavendicksaft, Ahornsirup oder Honig schaumig schlagen. Alle anderen Zutaten nach und nach dazugeben und zu einem Teig verarbeiten. Den Teig auf ein mit Backpapier ausgelegten Backblech verteilen und über Nacht antrocknen lassen. Am anderen Tag das Blech auf die mittlere Leiste bei 180 Grad 35 Minuten backen. Wenn Ihr das Blech aus dem Backofen nehmt, dann könnt ihr die Teigplatte in Rauten schneiden und auskühlen lassen.

Zimtsterne
2 Eiweiß steif schlagen und dann die folgenden Zutaten dazu geben
150g Agavendicksaft, Ahornsirup oder Honig
150g gemahlene Mandeln
150g gemahlene Haselnüsse
20g Raw-Kakao
2 TL Zimt
Die Schale einer unbehandelten Zitrone

Alles zu einem Teig verkneten. Sollte der Teig noch zu feucht sein, dann könnt Ihr noch gemahlene Mandeln und Haselnüsse dazugeben. Zimtsterne ausstechen (falls der Teig zu sehr klebt, könnt Ihr die Ausstechform mit Wasser nass machen, die verhindert das Kleben des Teiges). Die Zimtsterne auf ein mit Backpapier ausgelegten Backblech setzen und bei 150 Grad 15 Minuten backen.

Vanillekipferl
100g Dinkelmehl
½ TL Backpulver

65g Agavendicksaft, Ahornsirup oder Honig
1 Vanilleschote
100g gemahlene Mandeln
100g geriebene Haselnüsse
50g geriebene Walnüsse
1 Ei
55g Butter oder Ghee

Alle Zutaten miteinander verkneten. Den Teig in Rollen formen und 1cm große Stücke schneiden. Daraus aus Kipferl formen, leicht biegen und auf ein mit Backpapier belegtes Backblech legen. Bei 180 Grad im Backofen 10 Minuten ausbacken lassen.

Kokosmakronen
200g Kokosraspel
200g Agavendicksaft, Ahornsirup oder Honig
1 Prise Salz
3 Eiweiß
Eiweiß steif schlagen und dann die Kokosraspel, Agavendicksaft, Ahornsirup oder Honig und Salz dazu geben. Ist der Teig zu feucht, dann noch Kokosraspeln zugeben, bis sich aus dem Teig kleine Kugeln formen lassen. Entweder als Kugel oder mit zwei Teelöffeln kleine Häufchen formen und auf Backoblaten setzen. Bei 150 Grad 20 Minuten im Backofen ausbacken. Die Kokosraspel könnt Ihr z.B.: durch gemahlene Haselnüsse, Mandeln und/oder Walnüsse ersetzen oder ergänzen. Ausserdem könnt Ihr beliebige Weihnachtsgewürze hinzugeben, wie z.B.: Zimt.

Schaut mal auf meiner Homepage unter Interessante-Links nach, dort gibt es weitere tolle Infos!

Wollt Ihr mehr wissen? Dann setzt Euch mit mir in Verbindung und wir vereinbaren einen Termin.
Bei der Umsetzung Eurer Ernährungsumstellung unterstütze ich Euch gerne mit Rat und Tat.
Dazu ist es nicht unbedingt notwendig, dass Ihr zu mir in die Praxis nach Bockhorn kommt. Möglich ist eine Unterstützung auch per Mail, am Telefon, am Handy oder über Skype.
Wenn Ihr Fragen habt, dann könnt Ihr Euch gerne mit mir per E-Mail in Verbindung setzen.
gesundheits_und_ernaehrungs_trainer@arcor.de oder weitere Informationen über meine Homepage erfahren.

Ein schönes Wochenende und viele liebe Grüße sendet Euch Katrin

Fladenbrot mit einer gemischten Käse- oder Mettwurst-Schinken-platte

Hefeteig:
- 500g Dinkelmehl, wenn es geht frisch gemahlen
- 1 Beutel Trockenhefe
- 1 Teelöffel Agavendicksaft, Honig oder Ahornsirup
- 1/2 TL Salz
- 1/2 TL Pfeffer
- 80 Gramm Ghee
- 200 Gramm Fourme d'Ambert AOP oder Schinkenwürfel-Zwiebelmi-schung
- 250 ml Milch oder Milchalternative
- 1 Ei
- 1/2 TL Senf, wer es schärfer mag, kann auch Wasabi nehmen
- Getrocknete Kräuter nach Geschmack

Zubereitung:
Hefe, Agavendicksaft, Honig oder Ahornsirup und Milch oder Milchalternative gut verrühren, bis sich die Hefe aufgelöst hat. Dann mit den restlichen Zutaten vermengen und gut durchkneten, bis der Teig nicht mehr klebt.
Eine 28iger runde Backform mit Backpapier auslegen und den Teig darin glatt verstreichen und ca. 1-2 Stunden gehen lassen. Den Teig vor dem Backen wie eine Torte einschneiden, so dass Ihr 8 – 16 Teile in der Form habt. Zum Schluss könnt Ihr je nach Geschmack noch gekrümelten Fourme d'Ambert AOP auf den Fladen geben. Bei 200 ° C im Backofen den Fladen in der Backform ca. 20 – 30 Minuten ausbacken und warm servieren.
Dazu eine schön angerichtete Käseplatte.

Wird lieber eine andere Variante bevorzugt? Soll es bitte kein Käse sein?

Dann könnt Ihr den Käse durch ausgelassene Speckwürfel und ausgelassene Zwiebeln ersetzen.
Dazu gibt es dann eine schön angerichtete Mettwurst und/oder Schinkenplatte.

Schinken- Zwiebelkuchen
Hefeteig:
- 500 Gramm Dinkelmehl, wenn es geht frisch gemahlen
- 1 Beutel Trockenhefe
- 1 Teelöffel Agavendicksaft, Honig oder Ahornsirup
- 1 Prise Salz
- 1/2 TL Pfeffer und/oder Chili

- 80 Gramm Ghee
- 250 ml Milch oder Milchalternative

Belag:
- 800 Gramm Schinkenwürfel-Zwiebelmischung
- 50 Gramm Ghee
- 400 ml Schmand oder Saure Sahne
- Nach Geschmack Pfeffer und/oder Chili
- 2 Eier

Zubereitung:
Hefe, Agavendicksaft, Honig oder Ahornsirup und Milch oder Milchalternative gut verrühren, bis sich die Hefe aufgelöst hat. Dann mit den restlichen Zutaten vermengen und gut durchkneten, bis der Teig nicht mehr klebt. Auf ein mit Backpapier ausgelegtes Backblech gleichmäßig verteilen. Beiseitestellen und ruhen lassen.

Die Schinken- Zwiebelmasse in der Pfanne glasig auslassen. In einer Schüssel den Schmand und/oder die Saure Sahne aufschlagen mit den Eiern und Gewürzen aufschlagen, dann gebt Ihr die Schinken-Zwiebelmasse dazu, verrührt das Ganze und tragt Masse anschließend auf den ausgeruhten Hefeteig auf.
Bei 200 ° C wird der Schinken-Zwiebelkuchen ca. ½ Stunden gebacken.

Vollkornblätterteiglocken
Teig:
250 Gramm Dinkel
120 Gramm kaltes Wasser
1 Prise Salz
250 Gramm Butter

Belag:
Mohn
Sesam
Leinsamen
geriebener Käse
feine Schinkenwürfel
usw.

Zubereitung:
Den feingemahlenen Dinkel mit dem Wasser und der Prise Salz zu einem
glatten Teig verkneten und eine Stunde in den Kühlschrank legen.
Die Butter auf einem Backpapier oder Pergamentpapier dünn zu einem
Rechteck ausrollen.
Den kalten Teig ebenfalls zu einem Rechteck ausrollen, das Butter-Recht-
eck sollte halb so groß wie das Teig-Rechteck sein.
Dann das Butterrechteck auf das Teig-Rechteck legen, so dass das Teig-
Rechteck bis zur Hälfte mit dem Butter-Rechteck belegt ist. Nun wird der
freie Teil des Teig-Rechtecks über das Butter-Rechteck gelegt. Dann
müsst Ihr den Teig vorsichtig in eine Richtung ausrollen. Dann wird der
Teig nochmals zusammengefaltet um dann wieder in eine Richtung ausgerollt. Das wiederholt Ihr bis zu 4-mal. Den fertigen Teig im Kühlschrank
nochmals eine Stunde ruhen lassen, bevor Ihr den Teig weiterverarbeitet.

Den gekühlten Teig nochmals in einer Richtung dünn ausrollen und längliche etwa 4 cm breite und 15 cm lange Teigscheiben schneiden. Die Teigscheiben werden dann mit Eiweiß bestrichen und belegt nach Belieben.
Nach dem Belegen nehmt wird jede Scheibe vorsichtig in sich gedreht und
auf ein mit Backpapier ausgelegtes Backblech gelegt. Bei Dann bei 200 °
C zwischen 15 – 30 Minuten backen (die Backzeit hängt ab, von dem was
Ihr als Belag gewählt habt).

Und fertig ist das Heiligabend-Menü. Alle hier vorgestellten Rezepte können prima vorbereitet und falls etwas übrigbleibt, eingefroren werden.
Dadurch haben alle einen schönen Heiligenabend!

Schaut mal auf meiner Homepage unter Interessante-Links nach, dort gibt
es weitere tolle Infos!

Wollt Ihr mehr wissen? Dann setzt Euch mit mir in Verbindung und wir
vereinbaren einen Termin.
Bei der Umsetzung Eurer Ernährungsumstellung unterstütze ich Euch
gerne mit Rat und Tat.
Dazu ist es nicht unbedingt notwendig, dass Ihr zu mir in die Praxis nach
Bockhorn kommt. Möglich ist eine Unterstützung auch per Mail, am Telefon, am Handy oder über Skype.
Wenn Ihr Fragen habt, dann könnt Ihr Euch gerne mit mir per E-Mail in
Verbindung setzen.
gesundheits_und_ernaehrungs_trainer@arcor.de oder weitere Informationen über meine Homepage erfahren.

Ein schönes Wochenende und viele liebe Grüße sendet Euch Katrin

30 Eisrezepte zu Weihnachten

Hallo meine liebe Bloggergemeinde. Jetzt wird es noch weihnachtlicher! Eisrezepte zu Weihnachten, was für ein Super Dessert oder was für ein Super-Food für zwischendurch.

Meine Eismaschine SPRINGLANE KITCHEN Eismaschine Emma mit Kompressor 1,5 l hat sich wieder einmal bewährt. Ganz neue Kompositionen habe ich ausprobiert. Das hat mir Spaß gemacht und richtig lecker geschmeckt.

Kokosmilch-Avocado-Eis

250ml Kokosmilch
2 Avocado
150ml Agavendicksaft
½ cm Kurkumawurzel
½ cm Ingwerwurzel
1 Limette oder Zitrone
1 Prise Salz

Die Avocados entkernen, schälen, klein schneiden und in die Kokosmilch geben. Kurkumawurzel und Ingwerwurzel fein reiben und in die Kokosmilch geben. Agavendicksaft, den Saft einer Limette oder Zitrone und eine Prise Salz dazugeben. Alles mit einem Pürierstab fein pürieren. Für eine Stunde in die Eismaschine geben. Fertig!

Das Eis schmeckt ähnlich wie Pistazieneis.
Wenn Ihr in die pürierte Masse Spekulationsgewürz oder Lebkuchengewürz dazugebt, dann wird das Eis sehr weihnachtlich.

Glühwein-Sorbet

500ml guten lieblichen Rotwein
Glühweingewürz nach Geschmack

Den Rotwein könnt Ihr auch ersetzen durch einen sehr guten, lieblichen Sekt.
Die beiden Zutaten gut miteinander verrühren und für 60 Minuten in die Eismaschine geben. Fertig!

Orangen-Campari-Sorbet

1 Eiweiß
500ml Orangensaft frisch gepresst
200ml Campari

Eiweiß steifschlagen, dann den Orangensaft und den Campari unterziehen. Dann für 60 Minuten in die Eismaschine geben. Fertig!

Frucht-Sorbet
500ml Früchte oder Fruchtsaft nach Wahl
Saft einer Limette oder Zitrone
Nach Geschmack süssen mit Agavendicksaft, Honig oder Ahornsirup

Die Zutaten gut miteinander verrühren und für 60 Minuten in die Eismaschine geben. Fertig!

Frucht-Eis
500ml Früchte nach Wahl
Saft einer Limette oder Zitrone
Nach Geschmack süssen mit Agavendicksaft, Honig oder Ahornsirup
1 Becher Naturjogurth

Die Zutaten gut miteinander verrühren und für 60 Minuten in die Eismaschine geben. Fertig!

Vanille-Eis
250ml Milch
250ml Sahne
1 Vanilleschote
1 Prise Salz
4 Eigelb
Nach Geschmack süssen mit Agavendicksaft, Honig oder Ahornsirup

Milch, Sahne, Vanilleschote und das entfernte Vanillemark mit einer Prise
Salz aufkochen, dabei mit dem Schneebesen immer wieder umrühren. Eigelb mit Agavendicksaft, Honig oder Ahornsirup schaumig rühren. Nach
dem Abkühlen der Milchmischung die süße Eigelb-Mischung in die Milch
geben und über Nacht auskühlen lassen.
Nach dem Abkühlen die Zutaten noch einmal gut miteinander verrühren
und für 60 Minuten in die Eismaschine geben. Fertig!

Nuss-Eis
250g Nüsse (Walnüsse, Paranüsse, Haselnüsse, Mandeln, Cashewkerne,
Pistazien) entweder gemischt oder als einzelne Sorte
4EL Honig
250ml Milch
250ml Sahne
1 Vanilleschote
1 Prise Salz
4 Eigelb
Nach Geschmack süssen mit Agavendicksaft, Honig oder Ahornsirup
Ebenfalls nach Geschmack könnt Ihr in das Nusseis weihnachtliche Gewürze zugeben, wie Spekulationsgewürz, Lebkuchengewürz oder nur Zimt

Honig in der Pfanne erhitzen und die feingehackten Nüsse im Ahornsirup rösten.

Milch, Sahne, Vanilleschote und das entfernte Vanillemark mit einer Prise Salz aufkochen, dabei mit dem Schneebesen immer wieder umrühren. Eigelb mit Agavendicksaft, Honig oder Ahornsirup schaumig rühren. Nach dem Abkühlen der Milchmischung die süße Eigelb-Mischung und die Nussmischung in die Milch geben und über Nacht auskühlen lassen.

Nach dem Abkühlen die Zutaten noch einmal gut miteinander verrühren und für 60 Minuten in die Eismaschine geben. Fertig!

Schoko-Eis
150ml Milch
150ml Sahne
1 Vanilleschote
1 Prise Salz
4 Eigelb
Nach Geschmack süssen mit Agavendicksaft, Honig oder Ahornsirup
250g Rawschokolade
Zimt und eine Prise Pfeffer oder Chili

Rawschokolade, Milch, Sahne, Vanilleschote und das entfernte Vanillemark mit einer Prise Salz, Zimt, Pfeffer und/oder Chili aufkochen, dabei mit dem Schneebesen immer wieder umrühren. Eigelb mit Agavendicksaft, Honig oder Ahornsirup schaumig rühren. Nach dem Abkühlen der Milchmischung die süße Eigelb-Mischung in die Milch geben und über Nacht auskühlen lassen.

Nach dem Abkühlen die Zutaten noch einmal gut miteinander verrühren und für 60 Minuten in die Eismaschine geben. Fertig!

Apfel-Parfait
4 Eigelb
100ml Agavendicksaft, Honig oder Ahornsirup
300g Äpfel
3EL Calvados
200ml Sahne
1 Limette oder Zitrone

Die Äpfel entkernen, kleinschneiden in 2EL Calvados weichkochen und pürieren. Dann Auskühlen lassen.

Eigelb und Agavendicksaft, Honig oder Ahornsirup über einem Wasserbad schaumig schlagen.

Sahne steif schlagen, das Apfelmus mit der Eigelbmasse, 1EL Calvados und den Saft einer Limette oder Zitrone dazugeben. Alles gut vermengen.

Nach dem Auskühlen die Zutaten noch einmal gut miteinander verrühren und für 60 Minuten in die Eismaschine geben. Fertig!

Tomaten-Basilikum-Eis
500g frische Tomaten oder fertigen Tomatensaft
1 Bund Basilikum

1 Eiweiß
1 Prise Salz

Tomaten, Basilikum mit einer Prise Salz pürieren. Dann das steifgeschla-
gene Eiweiß unterheben.
Für 60 Minuten in die Eismaschine geben. Fertig!

Schaut mal auf meiner Homepage unter <u>Interessante-Links</u> nach, dort gibt
es weitere tolle Infos!

Wollt Ihr mehr wissen? Dann setzt Euch mit mir in Verbindung und wir vereinbaren einen Termin.
Bei der Umsetzung Eurer Ernährungsumstellung unterstütze ich Euch gerne mit Rat und Tat.
Dazu ist es nicht unbedingt notwendig, dass Ihr zu mir in die Praxis nach Bockhorn kommt. Möglich ist eine Unterstützung auch per Mail, am Telefon, am Handy oder über Skype.
Wenn Ihr Fragen habt, dann könnt Ihr Euch gerne mit mir per E-Mail in Verbindung setzen.
gesundheits_und_ernaehrungs_trainer@arcor.de oder weitere Informationen über meine Homepage erfahren.

Ein schönes Wochenende und viele liebe Grüße sendet Euch Katrin

31 Lecker und Gesund an den Weihnachtsfeiertagen
Zu Weihnachten gönnen wir uns mal ein sehr gutes Stück Fleisch, mit viel frischem Salat und Gemüse. Ich versuche an Feiertagen immer, Rezepte zu finden, die ich gut vorbereiten kann, damit ich viel Zeit mit meinen Lieben verbringen kann.

Am 1. Feiertag
gibt es bei uns:
Hamburger, die ich bei Clickandgrill.de Classic-Burger vom fränkischen Simmentaler Rind gekauft habe.

Dazu Vollkorn Classic Bun - Hamburger Brötchen mit Sesam bei Burger-Buns
Dazu frischen knackigen Eisbergsalat zum belegen.

Mit meinem selbstgemachten Curryketschup bestreiche ich die Hamburger-Brötchen, darauf lege ich Salat, Tomaten, Gurken je nach Geschmack. Die Classic Burger von beiden Seiten für je 3 Minuten in einer Pfanne mit heißem Fett braten, oder für 3 Minuten in einen Kontaktgrill. Das fertig gebratene oder gerillte Fleisch legt Ihr auf das vorbereitete Hamburger-Brötchen und dann lasst Ihr es Euch schmecken.

Am 2.Feiertag
gibt es bei uns:
als Vorsuppe eine Porree-Käseschaumsuppe
als Hauptgang ein Flank Steak vom fränkischen Simmentaler Rind (Bavette), dazu Süßkartoffel-Kartoffelstampf und Rosenkohl
zum Nachtisch selbstgemachtes Eis

Die Suppe könnt Ihr prima vorbereiten, dazu gart Ihr den Porree, Zwiebeln und Knoblauch in ein wenig Wasser. Nach 10 Minuten gebe ich einen Becher Sahneschmelzkäse und Gewürze dazu. Zum Aufbewahren in den Kühlschrank stellen. Kurz vor dem Verzehr noch einmal aufkochen und mit einem Pürierstab schaumig rühren.

Das Flank Steak vom fränkischen Simmentaler Rind wird einen Abend vor dem Verzehr einvakuumiert und über Nacht bei 58 Grad in den Sous Vide ziehen lassen.
Am anderen Mittag setze ich die Süß- und normale Kartoffeln und den Rosenkohl auf. Alles Kochen bis es bissfest ist, dann die Süß- und normale Kartoffeln stampfen und mit Salz, Sahne und Muskatnuss verfeinern. Den Rosenkohl nach dem Garprozess ebenfalls mit Salz und Muskatnuss verfeinert. Ganz zum Schluss kommt das vorgegarte Flank Steak in die Pfanne und wird von jeder Seite 3 Minuten scharf angebraten und schon kann angerichtet werden.

Schaut mal auf meiner Homepage unter Interessante-Links nach, dort gibt es weitere tolle Infos!

Wollt Ihr mehr wissen? Dann setzt Euch mit mir in Verbindung und wir vereinbaren einen Termin.
Bei der Umsetzung Eurer Ernährungsumstellung unterstütze ich Euch gerne mit Rat und Tat.
Dazu ist es nicht unbedingt notwendig, dass Ihr zu mir in die Praxis nach Bockhorn kommt. Möglich ist eine Unterstützung auch per Mail, am Telefon, am Handy oder über Skype.
Wenn Ihr Fragen habt, dann könnt Ihr Euch gerne mit mir per E-Mail in Verbindung setzen.
gesundheits_und_ernaehrungs_trainer@arcor.de oder weitere Informationen über meine Homepage erfahren.

Ein schönes Wochenende und viele liebe Grüße sendet Euch Katrin

32 Einen gesunden Rutsch ins Jahr 2017!

Das wünsche ich Euch allen, die mich durch den Besuch auf meinem Blog und meiner Homepage unterstützen!

Im neuen Jahr werde ich mir wieder schöne Themen für Euch überlegen.

Oder, wenn Euch ein Thema bezüglich Gesundheit und Ernährung interessiert, dann lasst es mich bitte wissen!

Ich verabschiede mich bei Euch und vom „alten" Jahr 2016. Es war wie immer ein sehr interessantes Jahr für mich, da geht es Euch hoffentlich ebenso!

Bis 2017 in alter Frische!

Ganz liebe Grüße, lasst es Euch gut gehen, bleibt gesund und schaut Euch doch auf meinem Blog und auf meiner Homepage in aller Ruhe um, es gibt viel zu entdecken!

Nochmals einen gesunden Rutsch in das Neue Jahr 2017 und viele liebe Grüße sendet Euch Katrin

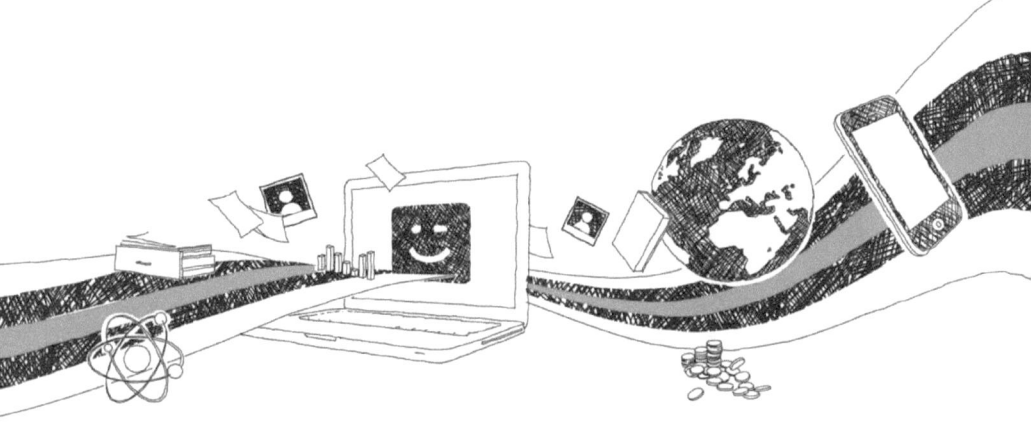
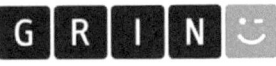